U0013028

suncolor

suncolor

提高智能的大腦旋轉練習

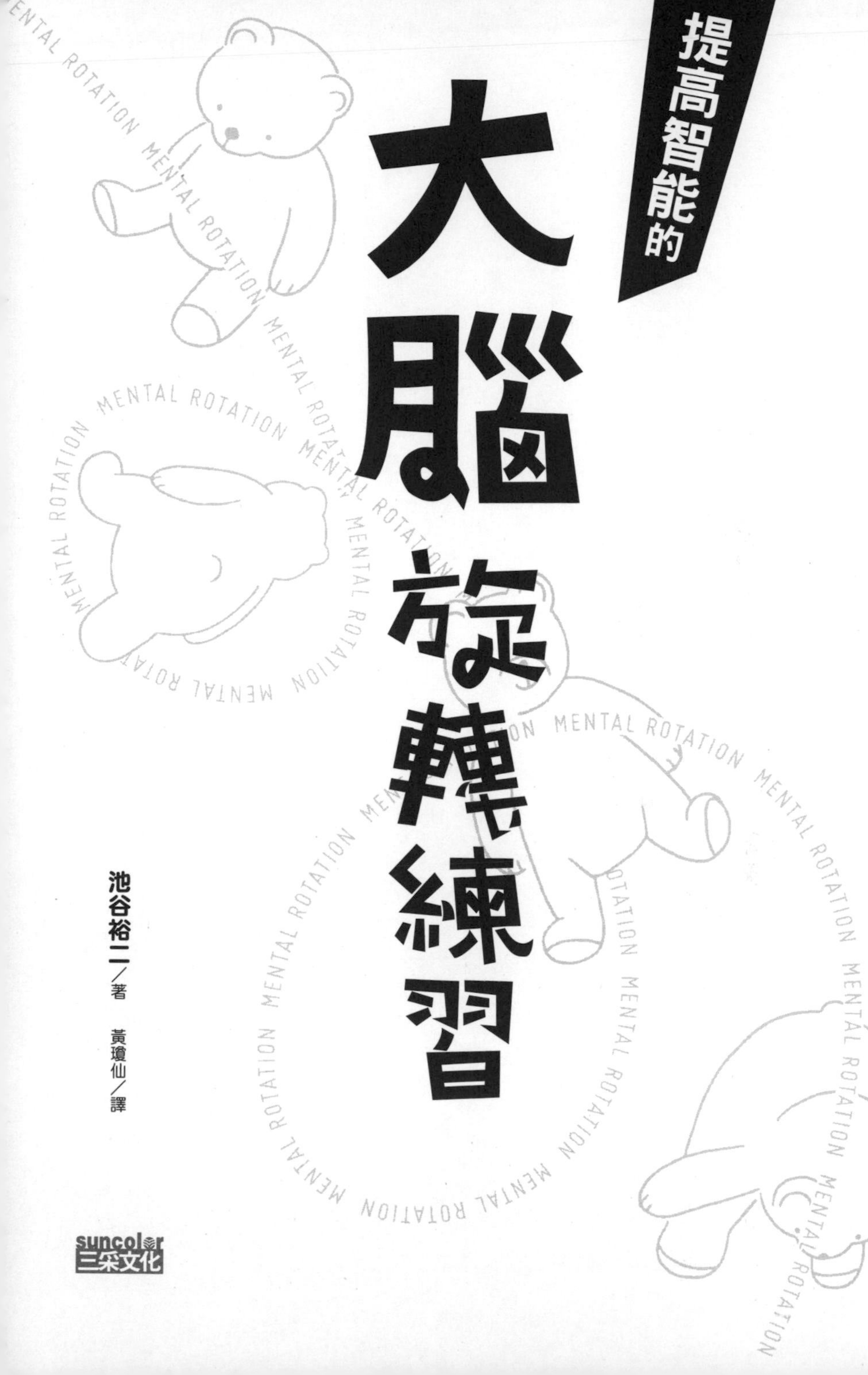

池谷裕二／著
黃瓊仙／譯

suncolor 三采文化

人類智能所潛藏的奇蹟——心像旋轉

本書是訓練「心像旋轉」的輕鬆趣味問題集。心像旋轉的英文是「mental rotation」，日文譯為「心的旋轉」。就如字義所示，乃是在腦中想像物體旋轉的樣態。

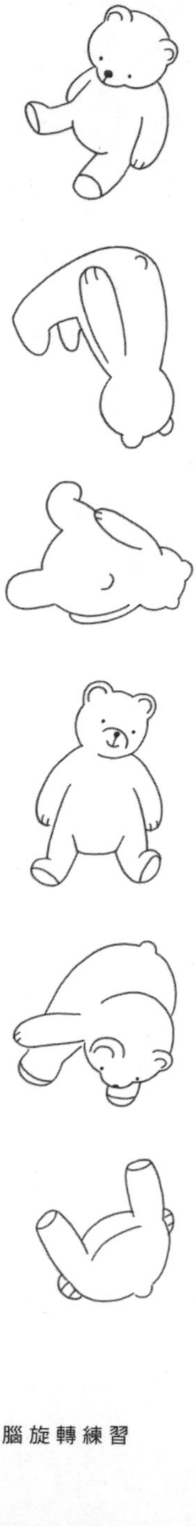

心像旋轉的類型眾多，有將畫在紙上的二次元圖形上下左右翻轉的簡單訓練，也有自由旋轉三次元物體的高難度訓練。

既然種類如此複雜，為何本書仍要將焦點鎖定於心像旋轉呢？這當中是有幾個理由的。

首先我要聲明，心像旋轉與智能商數（IQ）有著密切關係。愈擅長心像旋轉的人，其智商愈高。

這項事實並不值得驚訝，智商測驗[1]中本來就包含了空間物體問題，而智能商數就是反應心像旋轉能力而誕生的專有名詞；換句話說，專家們都認為「心像旋轉是智能的一部分」。

美國心理學家漢特（R. Hunt）在他以「關於智能本質」為主題的論文中，將人類智能區分為「空間系」與「言語系」兩大類。而且，提到「空間系智能」元素時，就舉心像旋轉[2]為例。

總而言之，想要瞭解人類智能本質的話，心像旋轉是重要的關鍵。詳情會於本書後述，請各位先記住這句話。一切就要從這裡出發。

讓物體在腦裡緩緩迴轉

這是亙古以來早知的事實：每個人都擁有讓圖形在心中旋轉的能力。不過，直至史丹佛大學（Stanford University）心理學家雪帕德（Shepard）博士和梅茨勒（Metzler）博士[3]於一九七一年所發表的論文，才讓心像旋轉被視為學術對象，引起世人矚目。

這篇論文把如圖1A的抽象方塊圖形給人們看，讓大家判斷這兩個方塊圖形是否為同一物體。圖1例子的話，兩者是同一物體，但有的問題會變成像是鏡裡所呈現的結果，兩者變成左右相反的物體，如果沒有在

圖1　心像旋轉（摘自 Science,171:701-703.1971）

A 這兩個立體圖形是同一物體嗎？

B 旋轉角度愈大，答題所需時間愈長

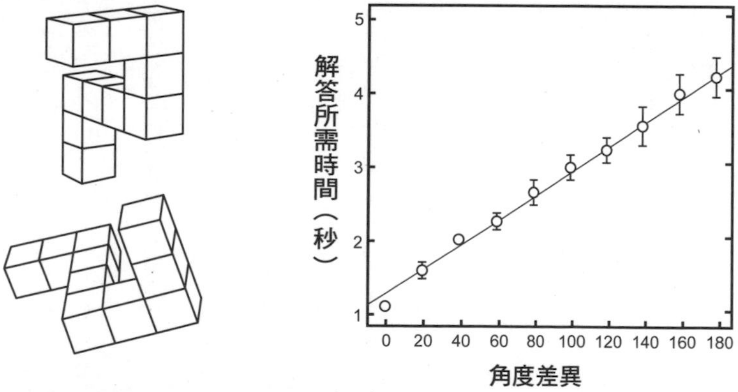

腦裡將物體旋轉再觀察的話，根本無從得知兩者是同一物體。

兩位博士不斷變化兩個物體的角度，從零度變到一百八十度，並出題考受試者，計量受試者所需的解答時間，實驗結果即如圖1B所示。

從曲線圖得知，當角度差異愈大，答題所需時間就愈長。這是個憑直覺就能得知答案的問題，當角度差異愈大，更難做出判斷也是理所當然。

可是，這份實驗資料有個意外發現，角度差與解答所需時間幾乎呈現線性關係

——這正是我們會在心中「旋轉」物體的證據。

就和旋轉木馬一樣，如果以一定的速度旋轉，角度差與時間會呈線性關係。現在已得到線性關係的實驗結果，可見我們一直都是「在腦裡緩緩地旋轉物體，確認彼此是否一致」。

這就是要把名稱定義為「心像旋轉」的理由。仔細端詳這個名詞的文字，是由本來就八竿子打不著的「心理（＝精神）」和「旋轉（＝物理）」兩個單字所組成。

「心」與「物」就如同水與油，大家認為是無法相容的兩個極端；然而，從圖1B的實驗結果來看，心像旋轉絕對不是奇怪的造語名詞，而是符合科學的專有名詞。

而且，從圖1B的直線傾斜度來看，可知物體是以每秒六十度左右的速度慢慢旋轉。這也是個耐人尋味的有趣事實：如果對象是實體，旋轉它就需要一定的時間與力氣；可是，如果對象是無實體的心像，就沒有物理上的限制，可以迅速加以旋轉，應該就能盡快得到確定的答案。結果實際上仍宛若處理實物般，要花時間以一定的速度緩慢旋轉，才能得出答案。

掌握了最適合的旋轉方向？

心像旋轉還具備另一種神奇特性：當角度差為一百八十度時，解題所需時間最長。圖1B的角度差只調查到一百八十度，而當角度差為一百八十度時，解題所需時間最長；如果再將角度差提升至一百八十度以上，解答所需時間反而會逐漸縮短。[4]

一百八十度時，正好是左右相反的狀態。在這個狀態下做比較，剛好最花時間。假設角度差是兩百七十度，解答時間則縮短至與九十度時差不多。對於這句話的描述，大家都會認為是理所當然沒錯，因為一周是三百六十度，旋轉兩百七十度的話，就跟相反那一邊旋轉九十度是一樣的意思；如果要繞遠路，大家會選擇距離短的相反方向九十度旋轉。

然而，這個事實並非如上述那樣理所當然，因為在進行心像旋轉之前，如果沒有事先知道「該讓物體朝哪個方向旋轉」的話，就無從選擇該順向旋轉或逆向旋轉。一旦需要揣測該往哪個方向旋轉，角度差與解答時間就不會出現線性關係；當知道角度為兩百七十度時，所需解答時間與九十度時相同，就會毫不猶豫地選擇逆向旋轉九十度。

換言之，心像旋轉有個奇妙現象，就是「因為事先知道最適合的旋轉方向為何，才能進行心像旋轉的工作」——這可以用先有蛋或是先有雞來比喻，也是讓心像旋轉蒙上一層神祕面紗的原因之一。

可是，這件事根本不足為奇。心像旋轉還潛在著更大的奇蹟。

解答關鍵在於能否站在當事人立場來思考

在各位深入認識心像旋轉之前，想在此先提及「男女差異」的現象。讀者當中，應該也有人會在意性別差異的問題吧？

到目前為止，也有許多研究報告是針對男女差異，而且幾乎得到相同的結論，就是男性成績比女性優異[5][6]。

可是對這類資料，一定要慎重解釋才行：這當中，個別差異比男女差異更大，且能力強的女性遠比能力差的男性成績更佳，所以有部分關於性別差異的研究資料就獨立出來，並沒有導出「所以男性是○○」、「所以女性是△△」的一般世俗評論[7][8]——這推論太危險，理論太跳躍了。

其實，如果不是使用紙或電視螢幕等的平面媒體來做心像旋轉測試，而是使用近似現實世界的三次元虛擬視覺空間內部來測試，就沒有所謂的男女差異[9]；也就是說，以日常現實問題的程度來思考的話，就要懷疑所謂的男女差異是否真的存在。

比方說，請各位看一下圖2的問題。這是香港一間小學所提出的智力猜謎問題。

關於解答這個問題的能力，會有男女差異嗎？

圖2明顯就是一個心像旋轉的問題，但另一方面，也算是個「常識問題」，因為能否站在當事人立場來思考駕駛人在停車時是從哪個方向來看停車位號碼，才是解答的關鍵。能想到這一點，就不會執著要馬上回答，自然而然會出現「87」這個答案。

各位也不需要刻意將本書上下顛倒來觀察。透過心像旋轉技巧，在腦子裡將紙面一百八十度反轉，就能輕鬆得到答案。

有人可以馬上解出答案，也有人遲遲想不出解答。能馬上回答的人當中，甚至有人認為這問題太簡單，想不通「為何會把這種問題設計在智力猜謎裡」。因為他不明白「對有的人來說，要在腦子裡旋轉物體難度很高」的事實。能夠很自然地進行心像旋

圖2　車子會停在幾號的停車位？

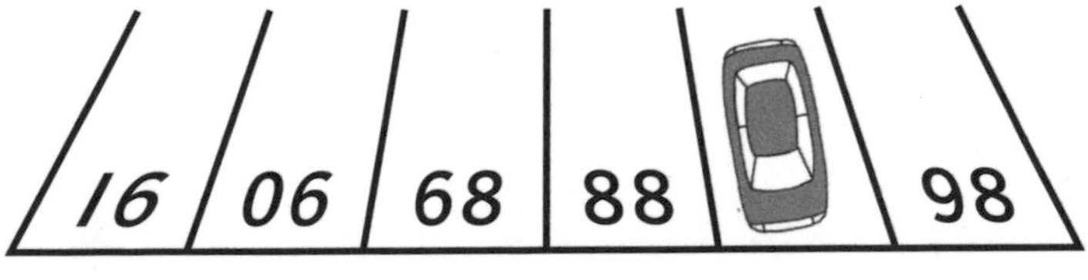

轉作業的人其實並不少。

此外，在我的課堂或研習會上，是採用非公式的統計方式，也發現這個問題的解答能力並不存在男女差異。

人類出生後三個月，便擁有跟猴子、海獅、鳥類同等的能力

對大腦而言，心像旋轉屬於本能，即使是幼兒也自然擁有這項能力。嬰兒從三個月大開始，心像旋轉能力就開始萌芽；五個月大的時候，就能夠充分加以發揮[10]。從人類這麼早就擁有心像旋轉能力來看，可以認定「心像旋轉是早期發育的必備能力」，而且是生物必備的能力。

其實，不是只有人類才具備心像旋轉能力，猴子[11]、海獅[12]、鳥類[13]等，多數動物都是心像旋轉高手。生活在三次元世界，心像旋轉能力或許已成為超越物種所必備的普遍能力。

可是，仔細觀察鳥類的心像旋轉能力，會發現意外的現象：就算物體的旋轉角度差變大，其解答速度也不會變慢[13]，不論是三十度或一百八十度，鳥類都一樣能快速判斷。在空中高速飛翔的同時辨識物體，觀察物體的角度會瞬間改變吧！或許是為了讓飛行更有效率，鳥類更特別具備這項能力。

就人類而言，若不是拿物體旋轉，在以「文字」等的特殊案例中，人類的解答時間也不太會受到角度差異的影響[4]。比方說就算將本書九十度橫擺閱讀，雖然要準確閱讀有點麻煩，但應該還是可以順暢無誤。總而言之，心像旋轉只是一個統一名稱，其中的認知步驟相當複雜，大腦的處理方式也會因對象而異。

心像旋轉應用之一——假想的身體運動

心像旋轉有兩個執行方法。

①旋轉物體，把想觀察的那一面朝向自己再觀察。

②把自己的視野移動到能看到想觀察的那一面的位置。

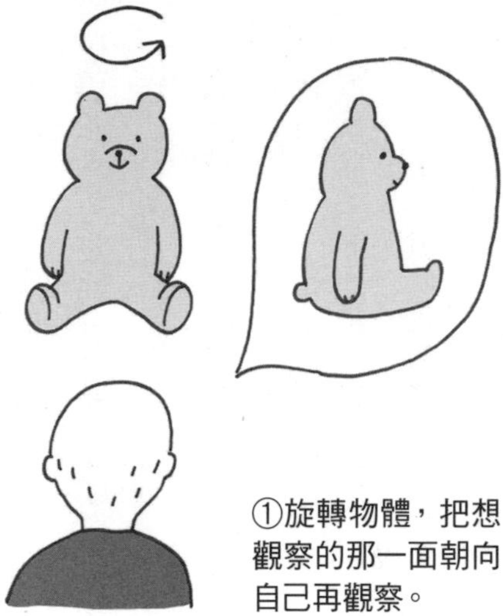

①旋轉物體，把想觀察的那一面朝向自己再觀察。

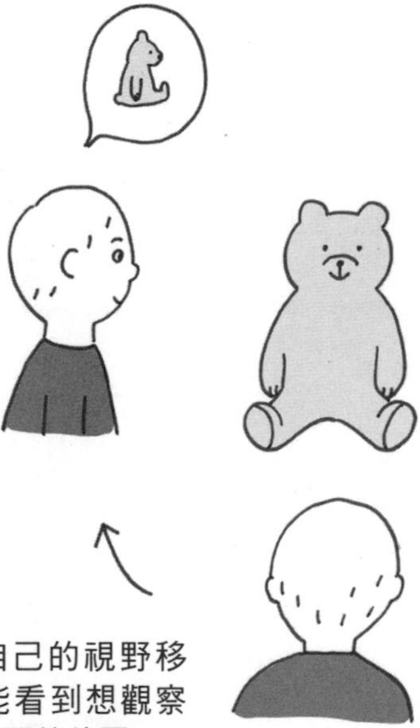

②把自己的視野移動到能看到想觀察的那一面的位置。

重點就是①轉動對方，或是②自己移動。你會採取哪個方式呢？

這個問題可以透過簡單實驗來確認。比方說面朝向物體正面、讓物體朝左右扭轉，試著心像旋轉看看。這麼做時，面對的方向和物體轉動的方向不一致，解答時間就會變長[14]。即使是相同角度差的問題，看著物體正面與直接轉九十度去看的時候，兩者認知速度的差異就出來了。這個事實告訴我們②是正確的方法。

①的方法自己並沒有移動，只是移動對方（物體），即便物體朝向任何方位或角度，解答時間應該不會有所改變。因為只有現在眼前看到的東西才是必要情報，不管你面對哪個方向，解答時間應該不會改變。另一方面，②的方法必須自己進行空間移動，從不一樣的側面來觀察。（大腦也是一樣）因為伴隨著自己身體的移動，面對物體的方向不同，就會對解答時間造成影響。

換言之，心像旋轉並不是單純想像在大腦中旋轉物體的簡易操作活動，它是假想式的身體運動，要刻意想像自己巡視物體一圈，從不同的角度觀察——行為並非「自我中心」，而是以「對象為主」。

比方說優秀的足球選手，能將高度的認知功能發揮在良好的視覺空間感上[15,16]：在進行致命傳球（killer pass）時，他的視野宛若從上空俯瞰整個球場，完全掌握與其他選手的位置關係。他不是從自己的所在位置來觀察球場，而是脫離身體這個物理性實體，將視野移至外部，鳥瞰般掌握現場情況。其他運動項目也是一樣，優秀的運動員都可以把自己的視線從自己的身體脫離，轉移至外部[17]。

可以自由地假想移動——這就是心像旋轉的恩典。其實一般說來，足球選手和體操選手都擁有高度的心像旋轉能力[18][19]，而且也證實愈是優秀的選手，其心像旋轉的成績愈好[20]。視野移動能力愈強，就更可以清楚地看見自己、同隊選手和對方選手的情況，客觀地掌握戰況。

這樣的視野移動不僅是運動項目需要用到而已，它也是所謂「立體思考」的基礎。立體思考則可分為「垂直思考」與「水平思考」兩大類。

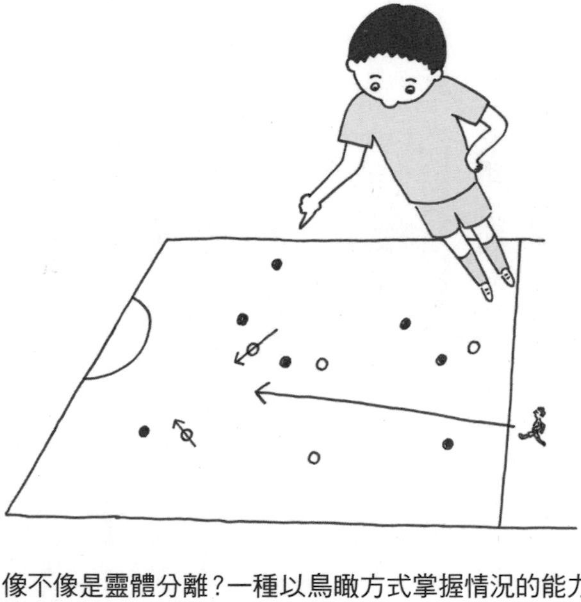

像不像是靈體分離？一種以鳥瞰方式掌握情況的能力。

心像旋轉應用之二──「垂直思考」與「水平思考」

「垂直思考」是針對一個問題徹底且深入挖掘其本質的思考能力。深入考察某個事項、得到一定的瞭解後，就會進入更深入的問題層面，探究「潛在的本質」。垂直思考就是按部就班的進階式理性思考。垂直思考涵蓋著將視野進階式深入移動的步驟。把一項解析結果當成楔子，再把這個楔子當成新觀點，為了能看清前方，一步步地延伸思索的距離。

「水平思考」也一樣，視野會移動，但不若垂直思考那般重視理性思維，而是從各個角度來觀察同一現象，找出每個問題的共同點；如何善用既有方法，並且再加強成為重要的能力[21]。如果將垂直思考比喻為思緒縝密的「圍棋」，水平思考就是透過自由且大膽的創想力來解決問題的「解謎偵探」。水平思考需要面對看似難解問題時，能夠改變看法再重新詮釋的「柔軟靈活」，以及能夠自由運用過往經驗的「變通力」。也就是說，水平思考就是推理、應用、創造之母的「創想力」。

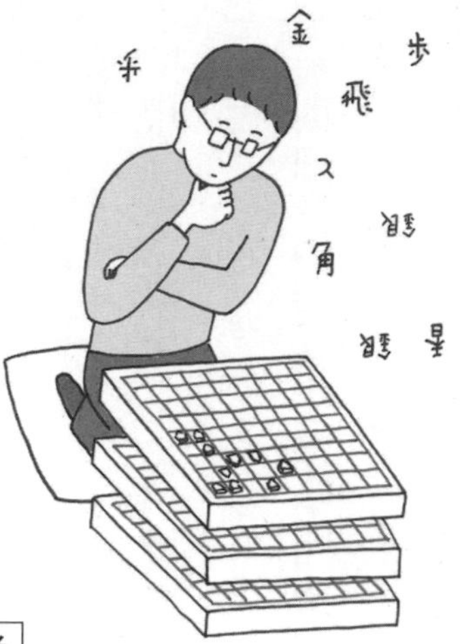

垂直思考

宛若思緒縝密的「圍棋」，觀點要深入移動。

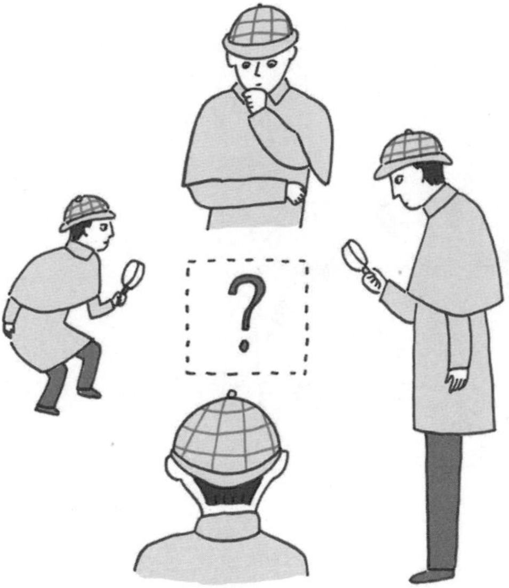

水平思考

猶如擁有自由大膽創意能力的「解謎偵探」，從各個角度來解決問題。

垂直思考與水平思考有個共同點，那就是「觀點的移動」。換言之，兩者都是心像旋轉衍生出的能力。其實心像旋轉能力與理論能力[22]、算術能力[23]、解決問題能力[24]息息相關。讓人意外的是，還與解讀幽默感的能力關係密切[25]。幽默感能柔軟地改變話題的時空框限，換言之，如果沒有觀點移動就無法解讀。最後也可以這麼說，心像旋轉就是世人常說的「聰明」或「智慧」的本源。

此外我們也知道，音癡是不擅長心像旋轉的[26]。我們是用「高」、「低」來說明音階，大腦裡則把音階視為立體空間來辨識[27]，例如「Do、Re、Me、Fa、Sol、La、Si」的音列，接下來一定再來到「Do」這個音，可是這個Do比第一個Do高了一個音階，也就是高了八度，

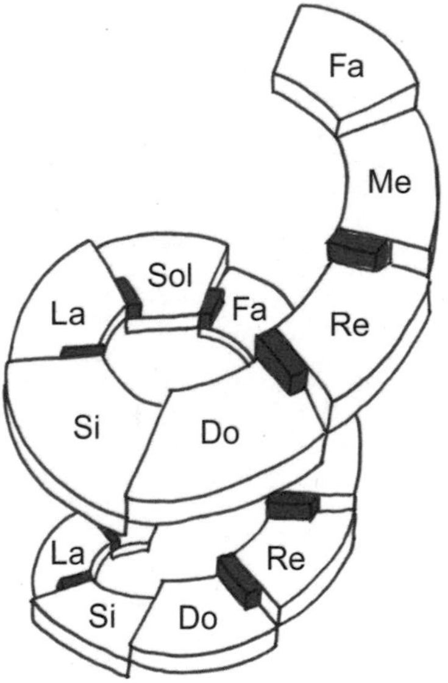

在腦裡把音階當成「立體空間」來辨識，
就是在腦中心像旋轉。

並不是原來的Do。音階就像是呈現甜甜圈形狀、不斷纏繞的線圈，又好比是不斷上升的螺旋階梯[28]；換言之，因為能夠把在立體空間螺旋環繞的「音」擺在大腦裡旋轉移動（心像旋轉），才能看懂音階原理。

倫敦大學巴特沃斯博士（Dr. Butterworth）說：「數學知覺和音樂知覺共有與演奏、運動相關的空間表象[29]。」心像旋轉真是一門深奧的學問，想不到還和大家料想不到的領域有關聯。

改變觀點，以客觀角度看待自我

對社會而言，心像旋轉也是人人該具備的重要能力，因為能夠站在他人立場來思考，就是心像旋轉的應用之一。

前面提過，心像旋轉並非固定自我、旋轉對象的操控活動，而是把對象固定、自己不斷旋轉的活動。這裡所指的對象，並沒有侷限是某個特定物體，也可以是別人。

世阿彌在他的能樂理論著作《花鏡中》提到「離見」的重要性，「離見」就是以觀眾的視線來觀看自己的演技；換成現代語言，離見就是心像旋轉的應用。

若用專有名詞來解釋，從自己所在的位置觀察外部的觀點，稱為「自我中心、利己主義」（eocentric）；而從外部觀看自己所在位置的觀點，則稱為「他人中心、利他主義」（allocentric）[30]。他人中心就是心像旋轉的第一個實踐。

其實，心像旋轉能培養一個人站在他人立場來思考的能力，站在對方的立場來思考對方會如何看待事情、採取什麼行動[31]；當這個能力再進化，就是「體貼心」與「同理心」了[32]。

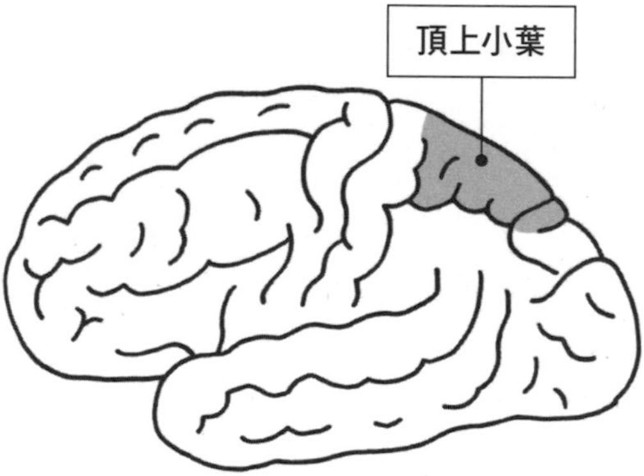

透過心像旋轉而活化的大腦部位

更重要的是，如果把這個分析他人心理的視線投向自身，就能夠客觀地分析自我特性。冷靜看待自己可促進「這就是我的優點」的自我察覺與評價能力，以及「這就是我的缺點」的自我反省、養成自我修復的能力。能夠正確掌握自己的樣態，就能有所成長。換言之，心像旋轉能培養出這樣的「自我分析能力」，也就是立體思考能力。

只要觀察進行心像旋轉工作時的大腦活動，就能明白以上所言。利用功能性磁振造影（fMRI）檢測大腦活動時，雖然活化的型態會因人而異，但多數人都會活化的區域，就是位於頭頂後部、大腦皮質的「頂葉」[33]，而其中又以「上部頂葉皮質」的觸發最強[34]。「頂上小葉」是非常重要的部位，是「內觀」想法的催生者[35]。我們透過感覺或運動等的身體訊號來認知「自己目前的狀況」，這時候會用到的大腦部位就是頂上小葉。

所謂瞭解自己的狀況，換句話說就是客觀地看待自己，也就是把自己抽離、以第三者的觀點來看待自己的「身體運動」。心像旋轉就是改變觀點的能力，如果能善加利用、將眼光投注在自己身上，就能從各個不同的觀點來自我檢視。

人類生存的最大武器——離「長生不老」更近一步

本書卷頭提到，心像旋轉與智商關係密切。千萬不要瞧不起智商，認為它「不過就是一個數字罷了」，因為智商高的人更能夠健康長壽[36][37]。智商是長生不老的祕方、決定人生品質的指標。

智商高的人對自我健康狀況相當敏感，會盡早察覺身體的異樣，予以適當處理[38]——這不就是心像旋轉給予人類最大的恩賜嗎？客觀地自我檢視、與他人比較、與過去的自己比較的能力；能夠完全發揮它們，就能充分維持健康。

心像旋轉本來不過就是掌握物體立體結構的一種本能，然而在人類進化的過程中，讓心像旋轉從單純的物體分析衍生出對別人的分析，進而發展出自我觀察、抽象的理性思考能力，開闢出心像旋轉的嶄新應用之道。

於是，讓我們擁有了一顆豐富的心靈。人類建構了高度的集團社會，也讓科學技術更發達，這都是因為懂得靈活使用心像旋轉能力所致。人類透過心像旋轉，將蘊藏其中的潛力妥善機轉，並且使之進化，終於可以冷靜地凝視自我，讓自己的社會性及精神層面都有所成長。鑽研自我也對維持健康有益。

地球生物為了在嚴峻的大自然環境下生存，想出了各種生存戰略——心像旋轉不就是人類所採用的最佳生存利器嗎？透過在腦裡旋轉圖像，一個人可以變得更有親切感，也能自我成長，還能夠更接近長生不老的境界；更棒的是這個方法相當省事，也省精力。可以說人類已經擁有高效率的生存戰略了。心像旋轉就是人類的成長驅力，以及人生的加速器。

心像旋轉能力可以透過努力而強化！

最後將告訴各位最重要的事：心像旋轉能力可以透過努力而強化[39 40]。如前所述，心像旋轉的本質是「身體運動」。它絕對不是天生就可以擅長的能力。肢體活動不靈敏的嬰兒，可以靠經驗學會複雜的身體運動；同樣地，心像旋轉能力也能透過訓練而強化。

根據過去的研究，證明心像旋轉能力可透過運動[41]、雜技表演[42]、電玩[43]等加以提升，可是本書並不是採用這些間接方法，而是直接進行心像旋轉訓練，抱著玩樂的心情來訓練，藉此提升人生品質[44]。

你可以抬頭挺胸挑戰，也可以埋頭苦幹。不過，你也不需要如此激昂興奮，抱著玩遊戲的心態做，最後一定能夠見到訓練成效，這正是本書所期待的訓練方式。

心像旋轉當然無法彌補人生的全部[45]。但從現在開始訓練，一定能對你的人生造成正面影響。

目錄

前言

何謂心像旋轉？

第1章

平面旋轉

第2章

立體旋轉

第3章

大腦旋轉

第4章

心的旋轉

問題的使用說明

問題共有四個章節，分成三十二個主題。

每個主題的難度都是從超初級開始，然後慢慢升級為初級、中級、高級，全部有一百二十八個問題。

超初級　初級　中級　高級

首先，為了整體瀏覽過一遍、看看有什麼樣的問題，可以只解答超初級的問題；或者依序解答每個問題，配合自己的進度來挑戰。透過重複演練，可以強化心像旋轉能力。

那麼，現在就開始挑戰吧！

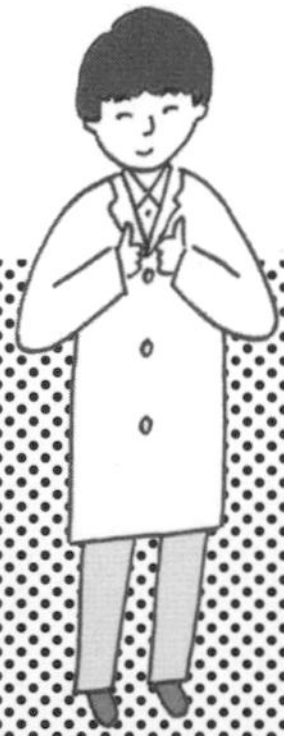

第1章

平面旋轉

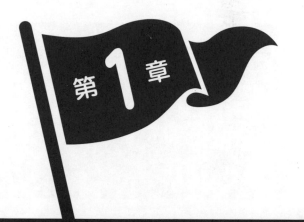

為了在腦中進行心像旋轉，一開始先嘗試將「二次元」的圖形做上下左右旋轉！

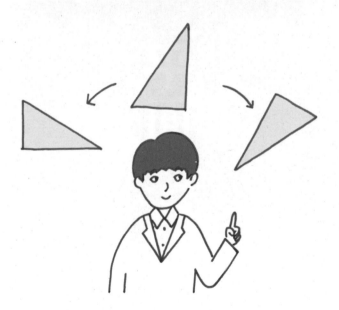

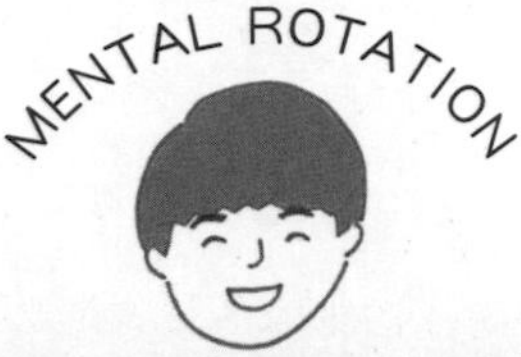

疊紙

將大小一致的紙張各自稍微位移，疊在一起。從上到下、每張紙排列的順序為何？請寫上數字。

※紙張顏色不同是為了方便區別。
　會有幾張紙顏色相同，請仔細分辨，不要搞錯。

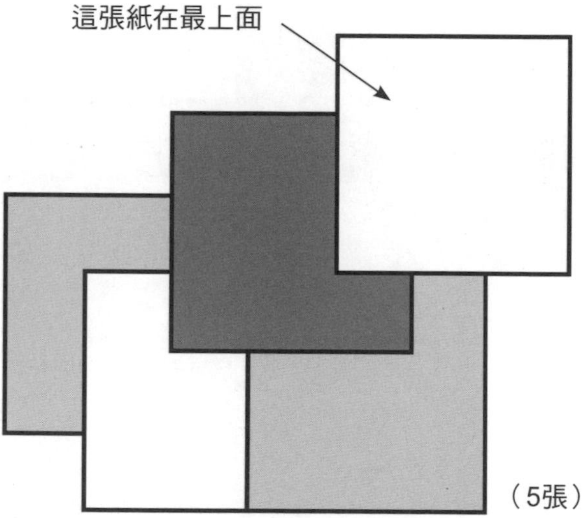

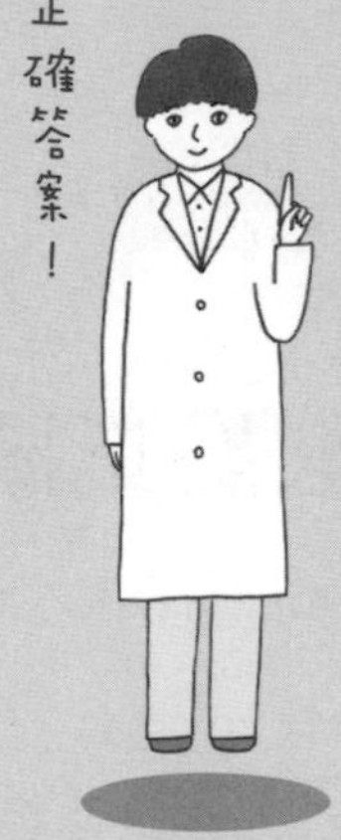
正確答案！

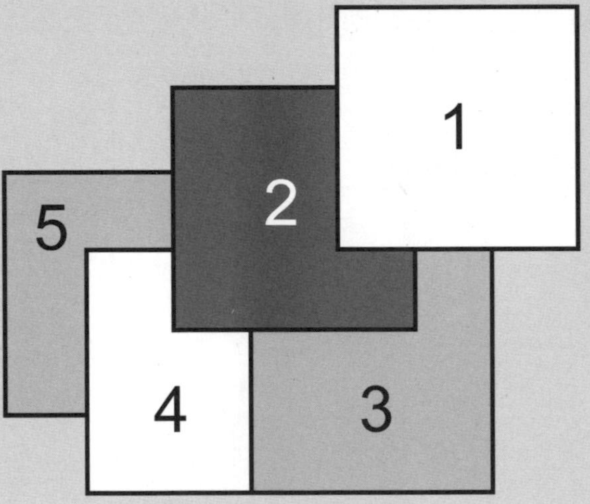
1
2
5
4
3

MENTAL ROTATION

疊紙

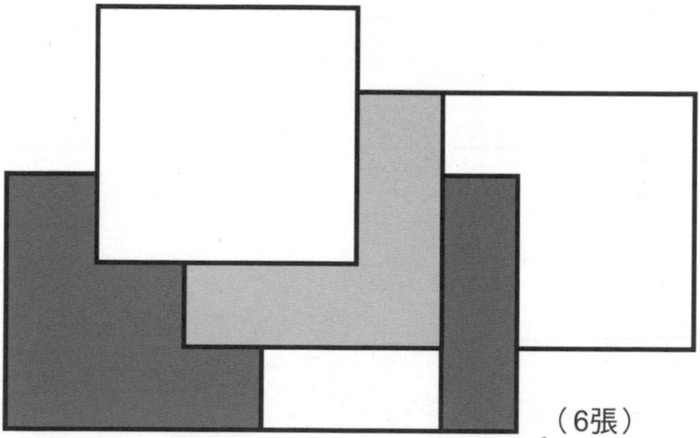

（6張）

嗯嗯

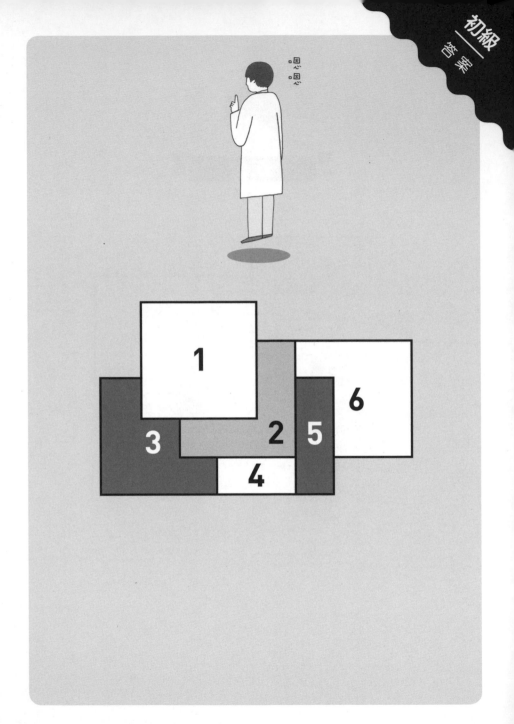

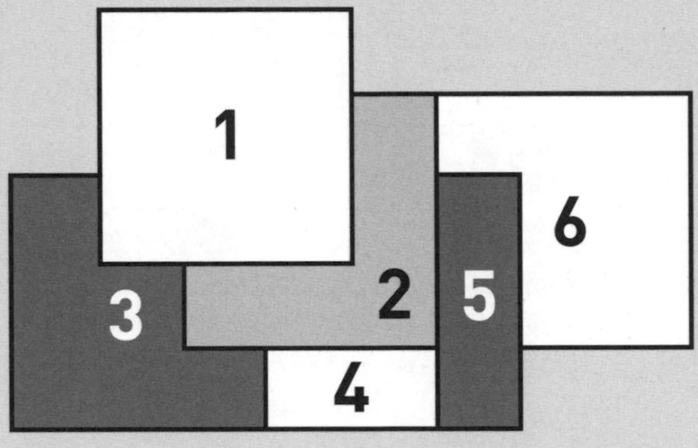
1
6
2
3
5
4

中級
問題

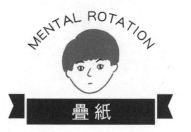

疊紙

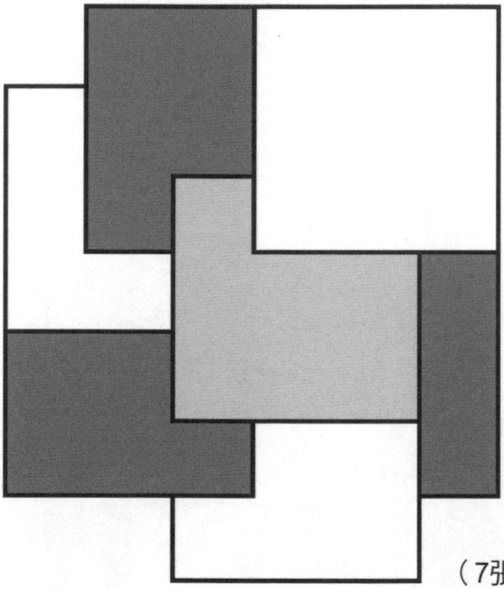

（7張）

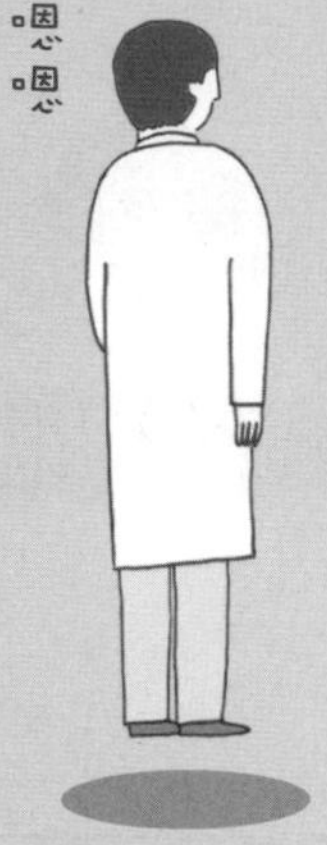
嗯。嗯。

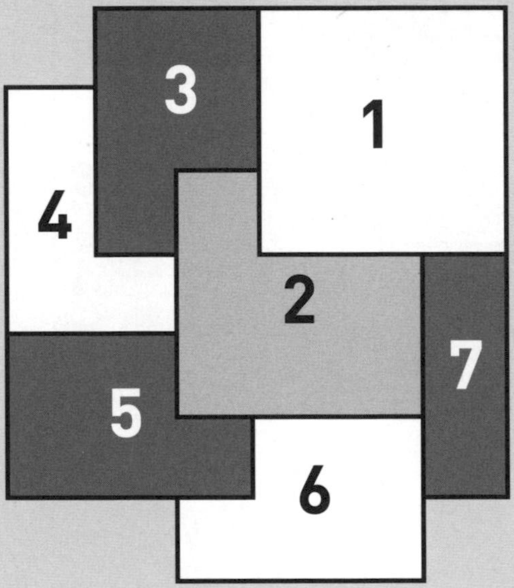
3
1
4
2
7
5
6

高級
問題

MENTAL ROTATION

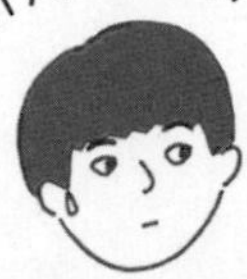

疊紙

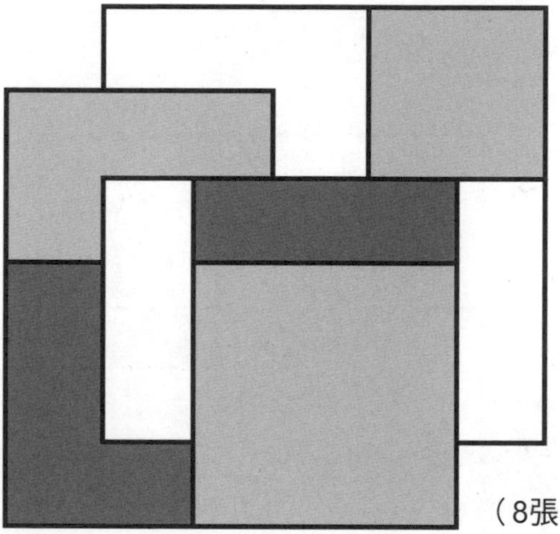

（8張）

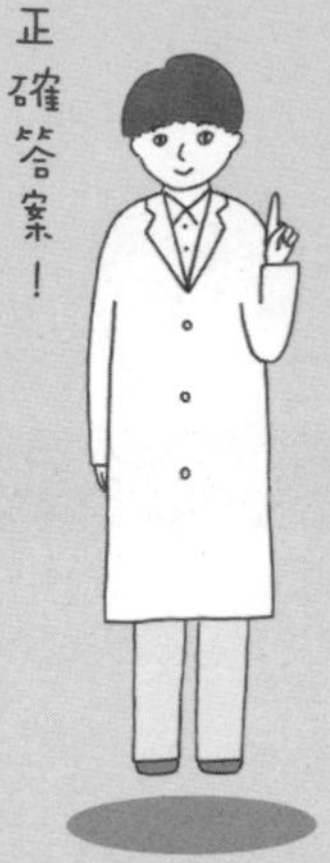
正確答案！

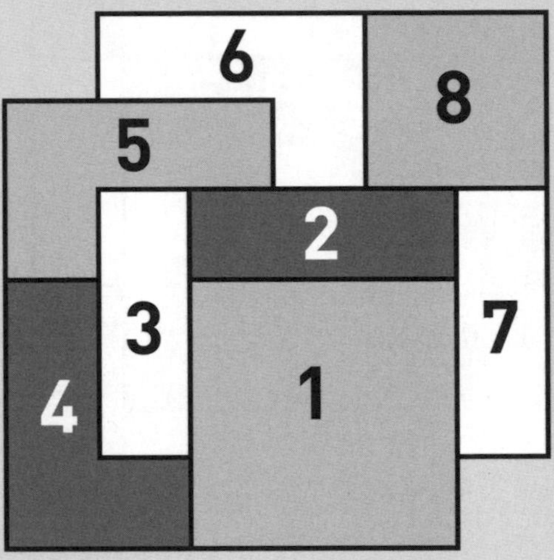
6
8
5
2
3
7
1
4

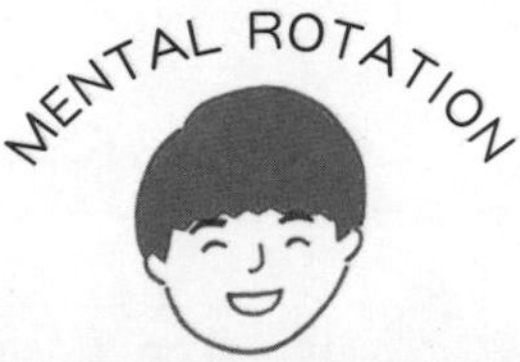

文字復原

請將拼圖片組合起來，復原為一個文字。相同字母的邊要彼此貼合，而你可以旋轉每片拼圖，但是不可以翻轉。拼出來的會是哪個文字呢？

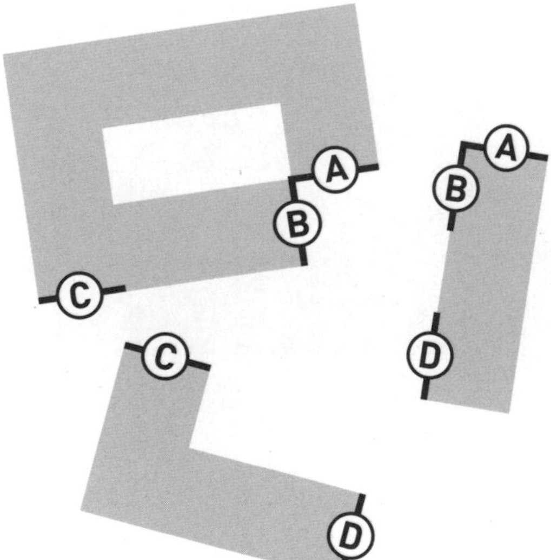

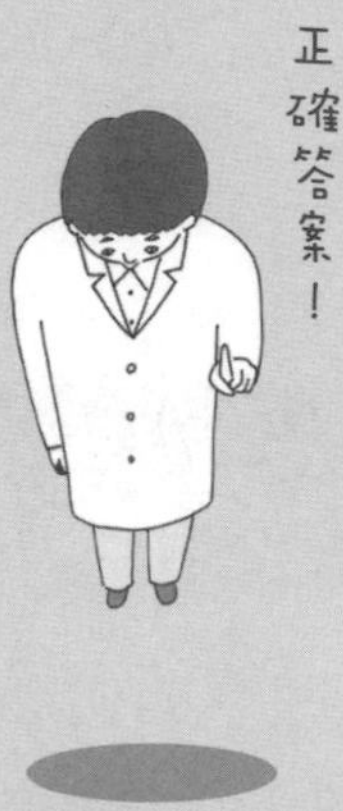

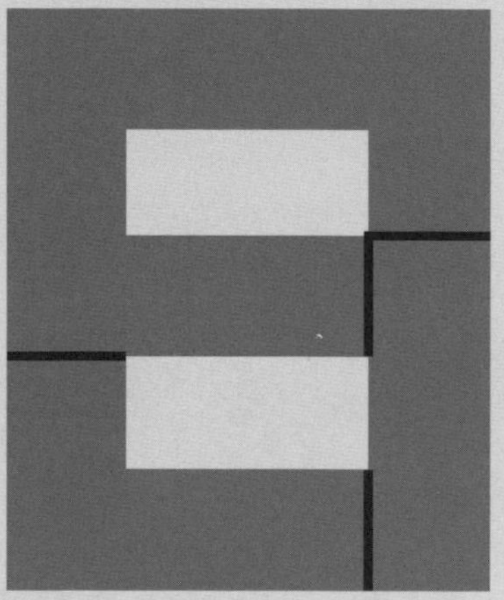

日

初級
問題

MENTAL ROTATION

文字復原

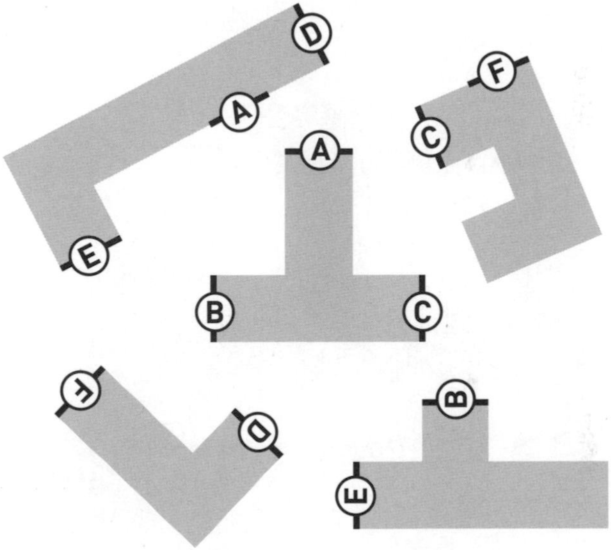

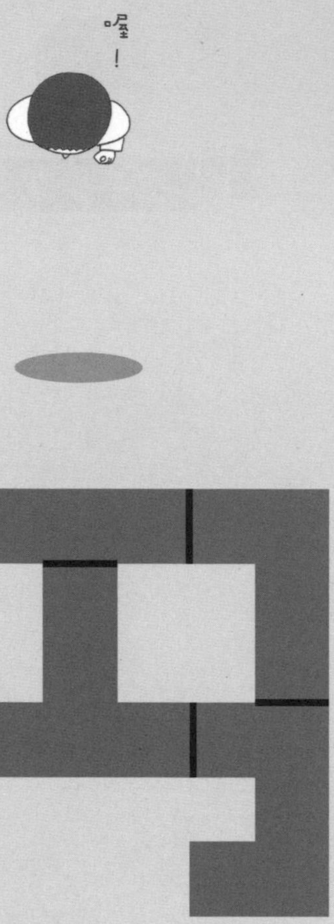

円

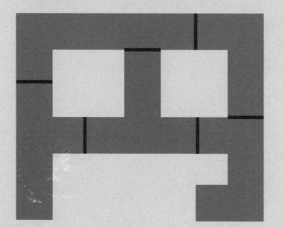

中級
問題

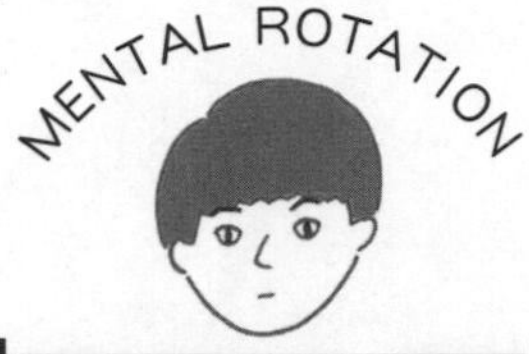

文字復原

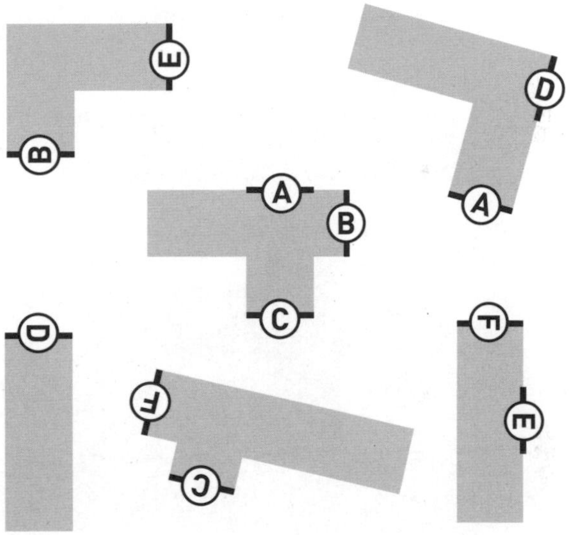

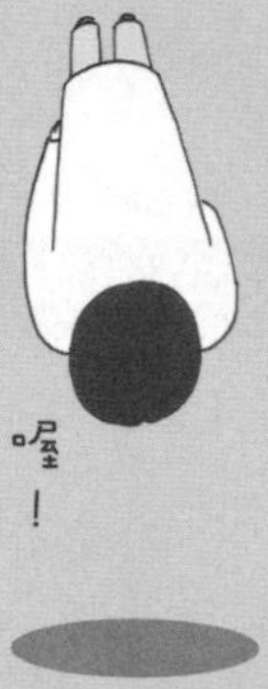

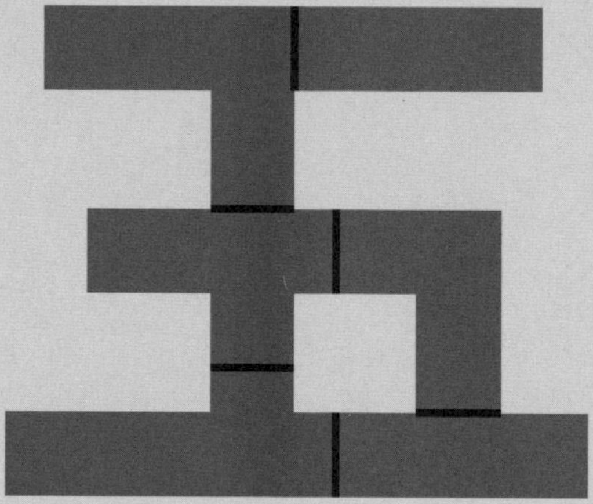

五

MENTAL ROTATION

文字復原

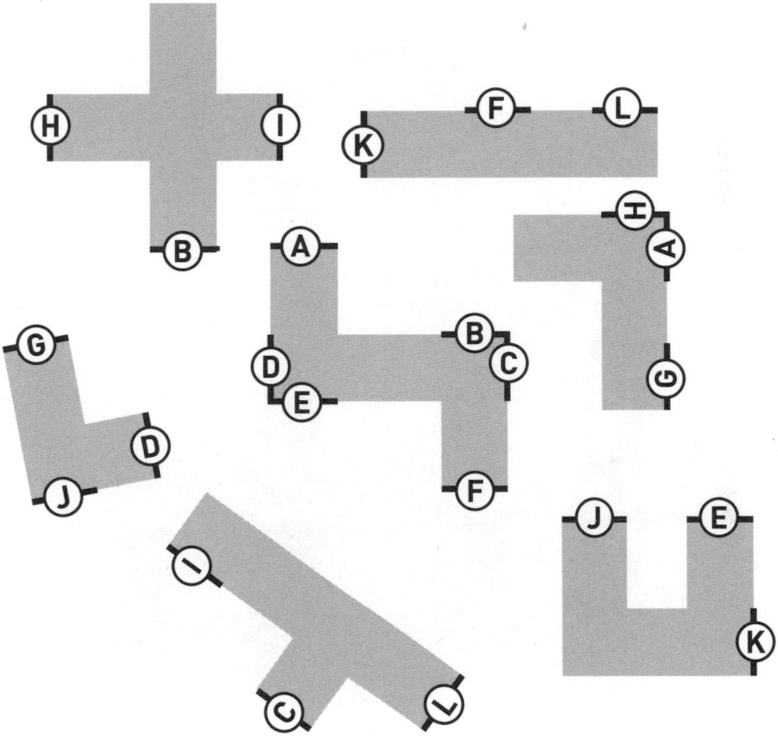

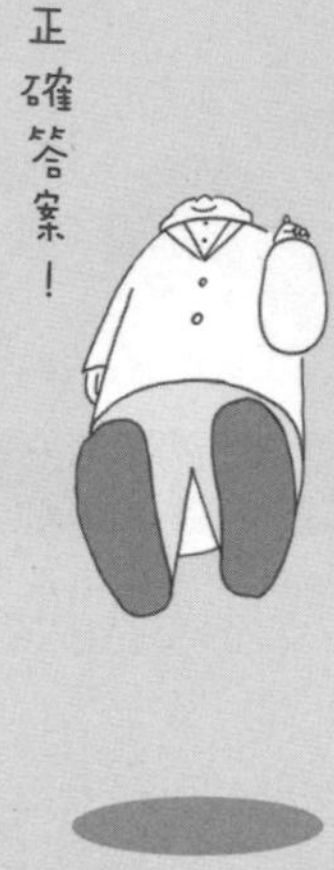

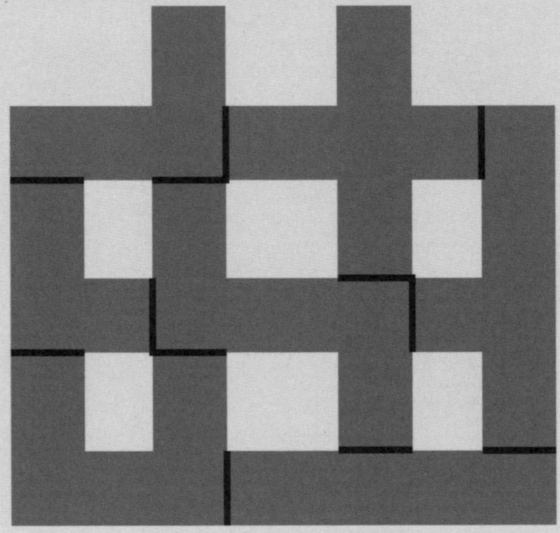

曲

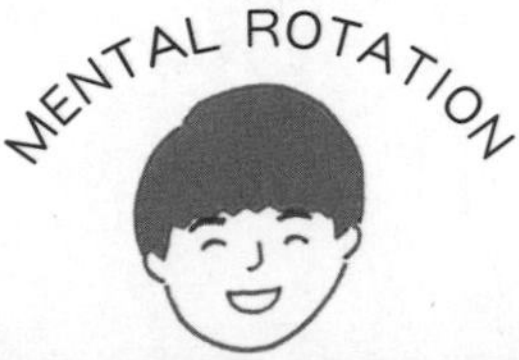

透明板

板子的白色部分為透明，黑色部分則是塗黑。
配合圓圈的位置整個疊在一起的話，會變成什麼形狀？請於答案欄塗黑作答。

例

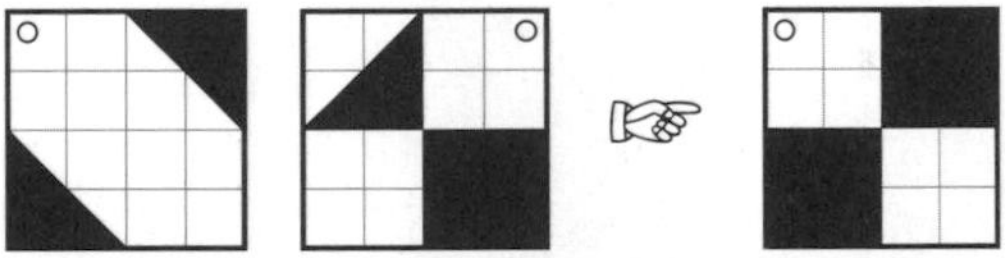

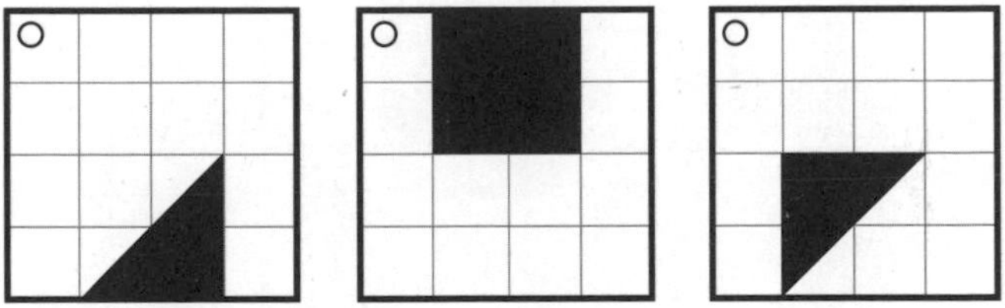

答案欄

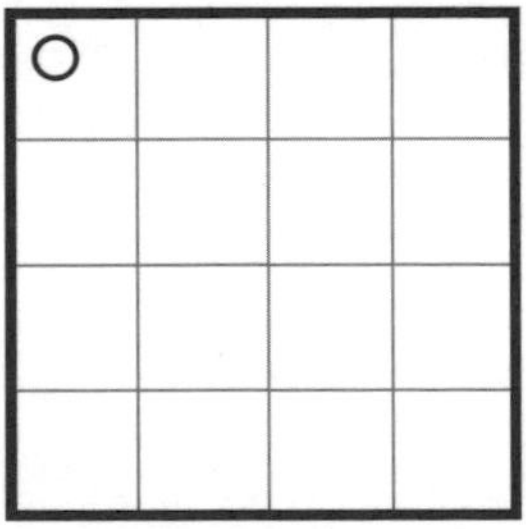

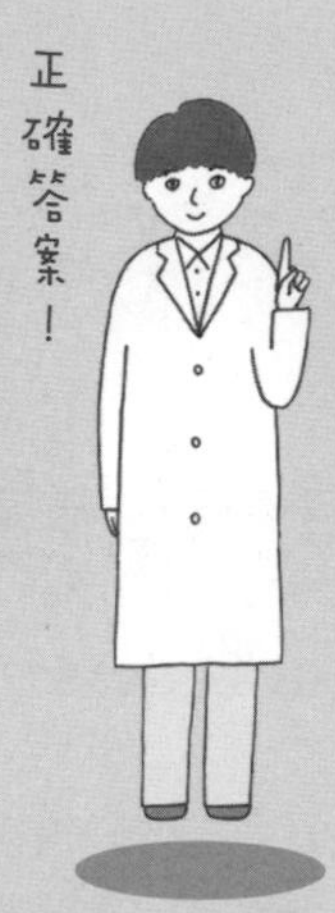
正確答案！

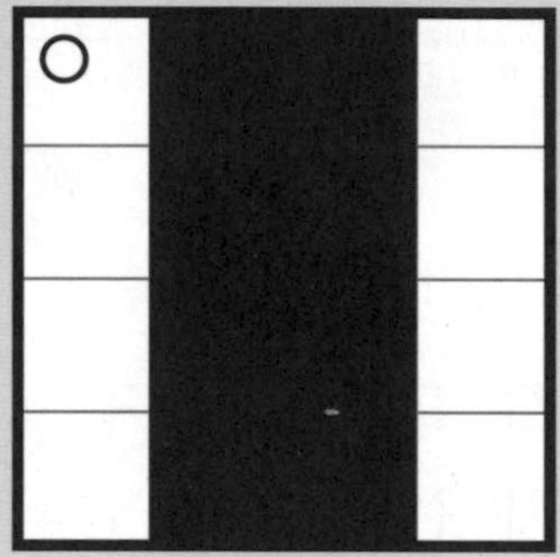

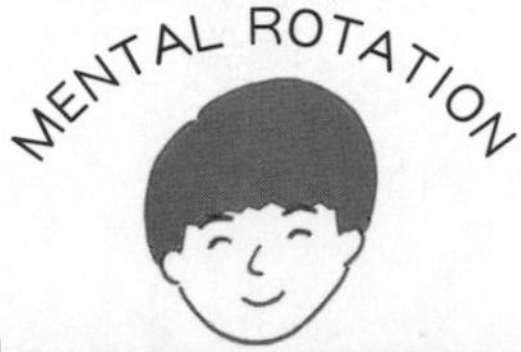

透明板

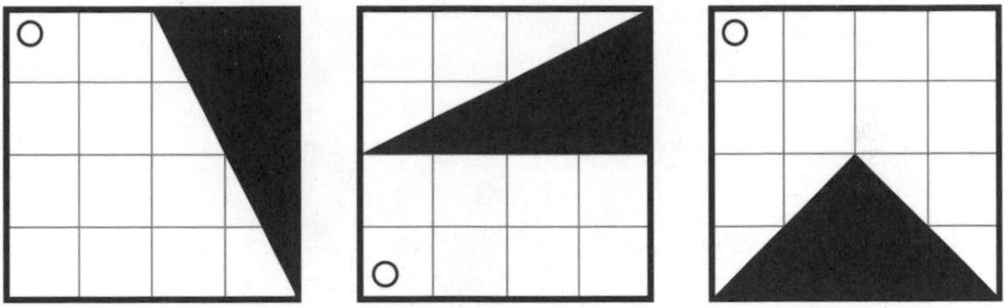

答案欄

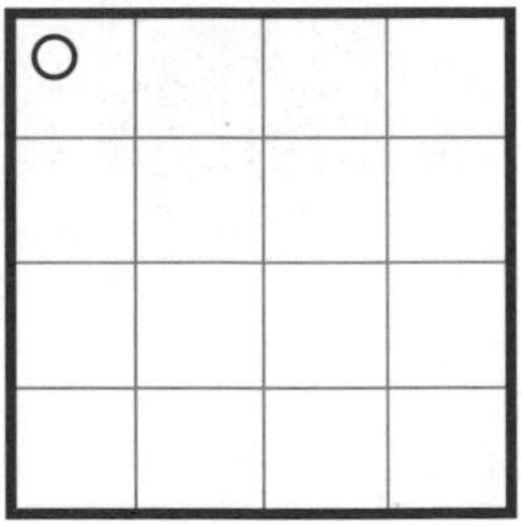

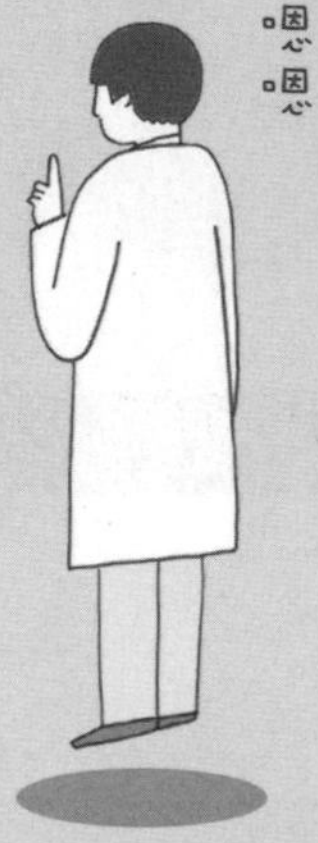
嗯嗯

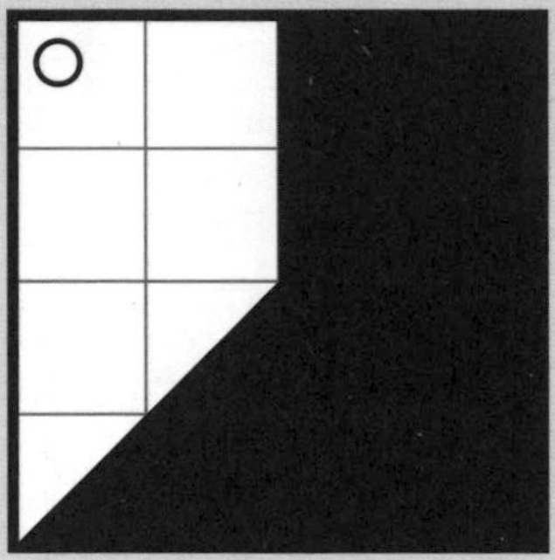

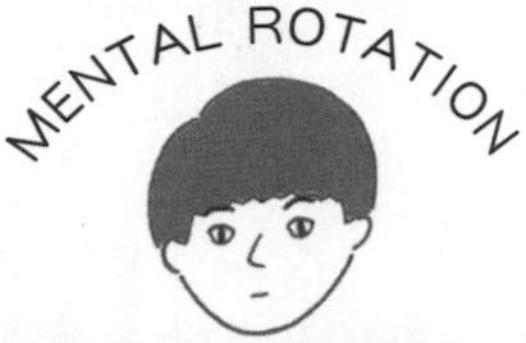

透明板

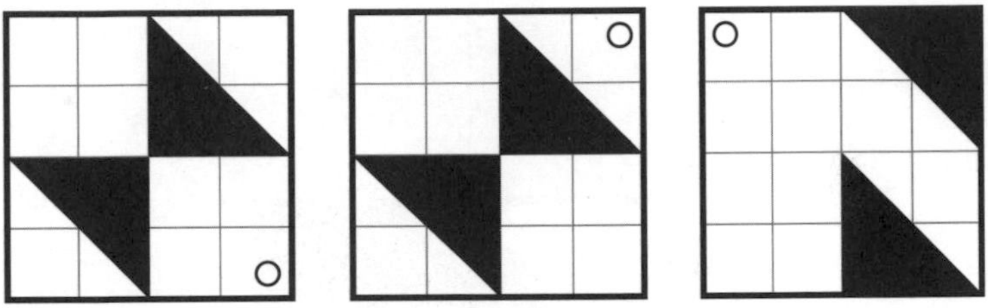

答案欄

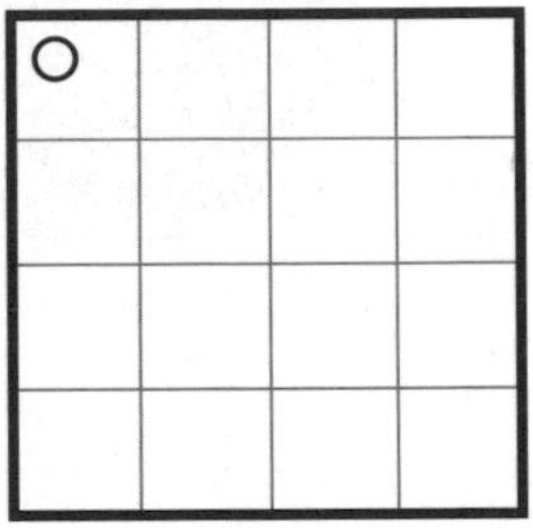

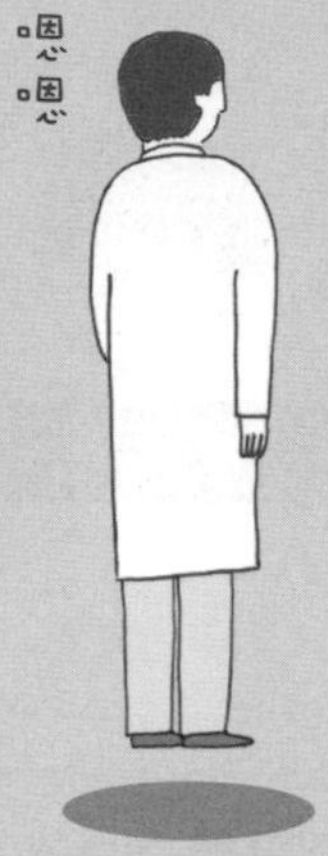
嗯嗯

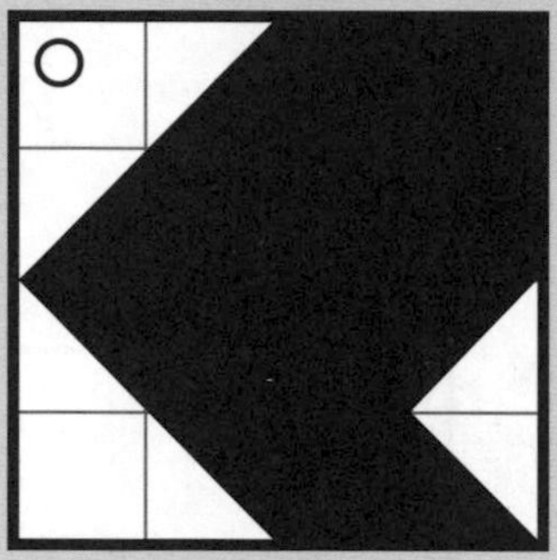

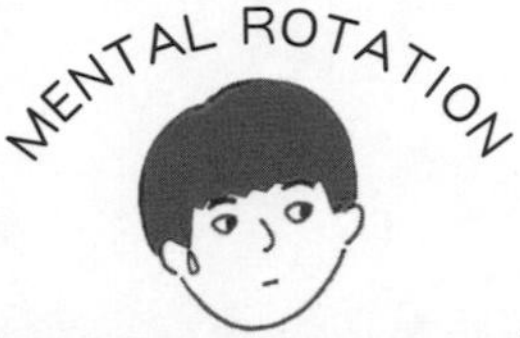

透明板

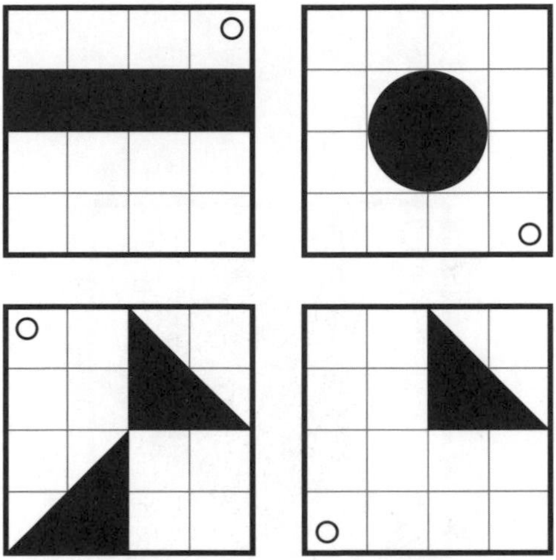

答案欄

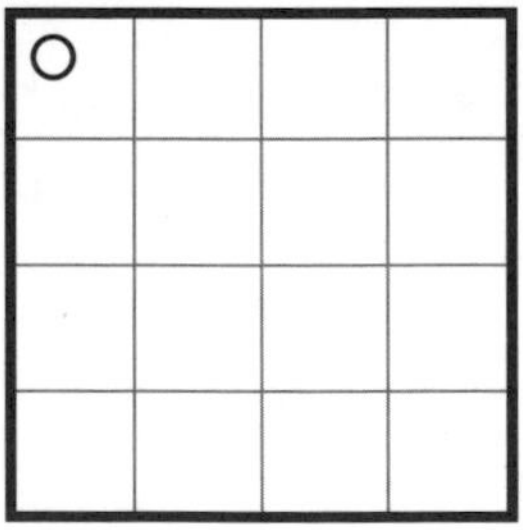

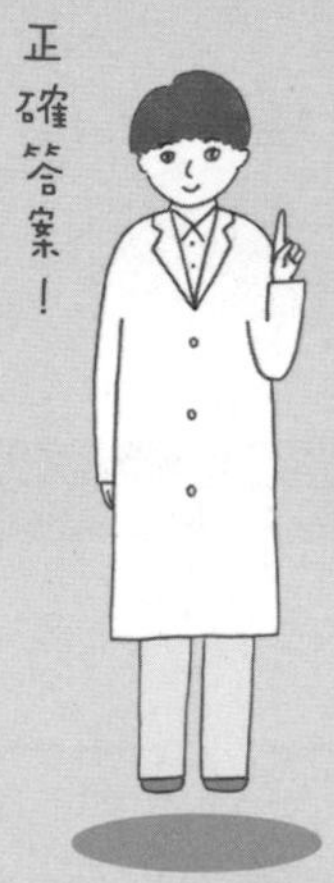
正確答案！

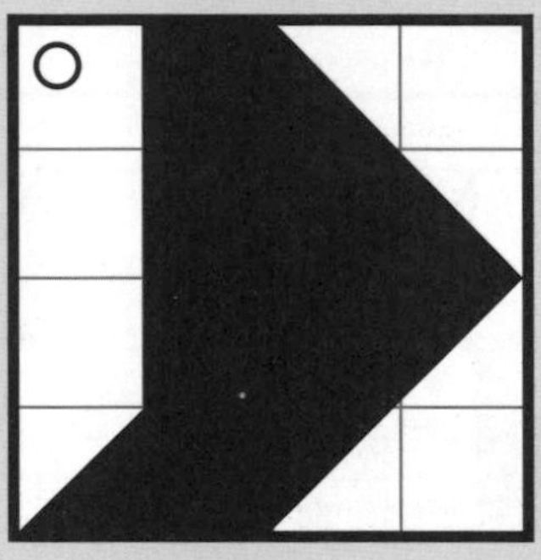

MENTAL ROTATION

開車

從起點沿著線條的箭頭指示開車到終點。一共是幾次左轉和右轉呢?遇到線條交叉處,一律筆直前進。

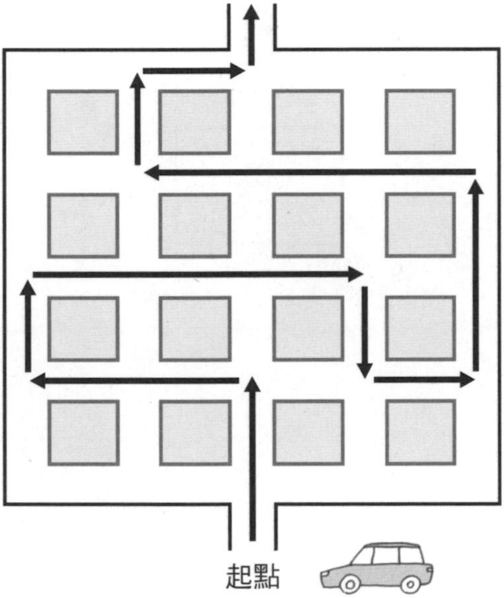

左轉 ☐ 次　　右轉 ☐ 次

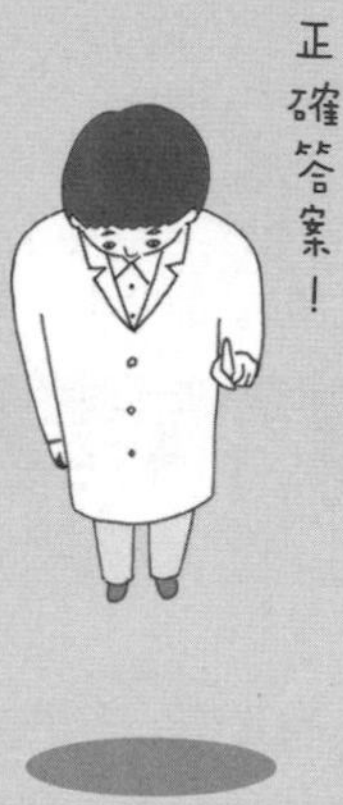

左轉 5 次

右轉 5 次

初級
問題

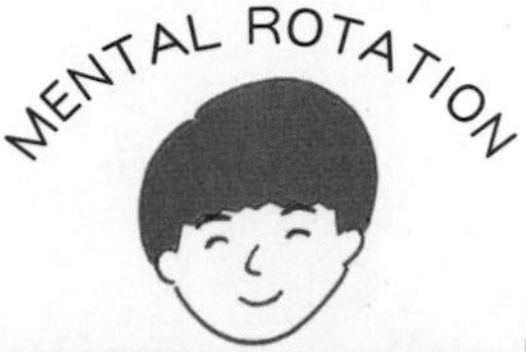

開車

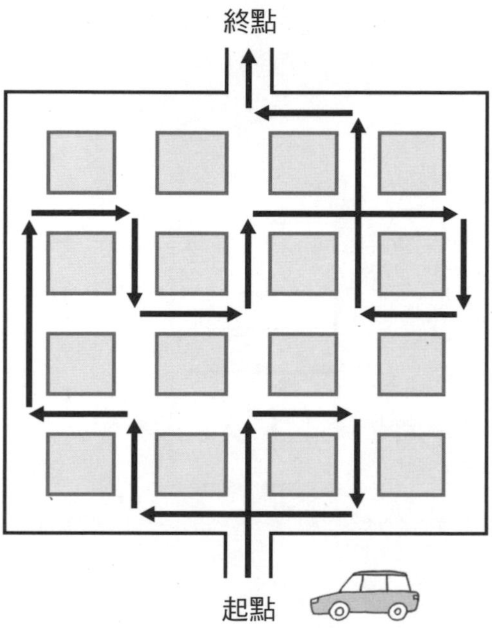

左轉 [ ] 次　　右轉 [ ] 次

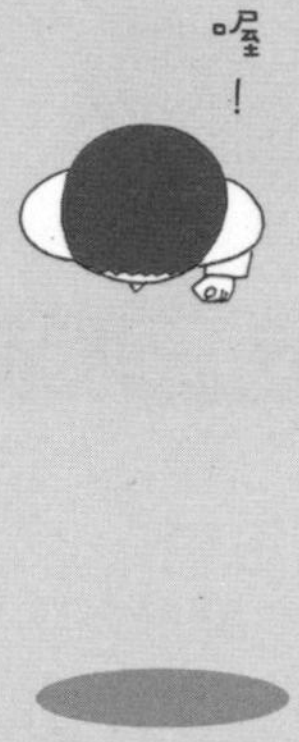

左轉 **4** 次

右轉 **12** 次

中級
問題

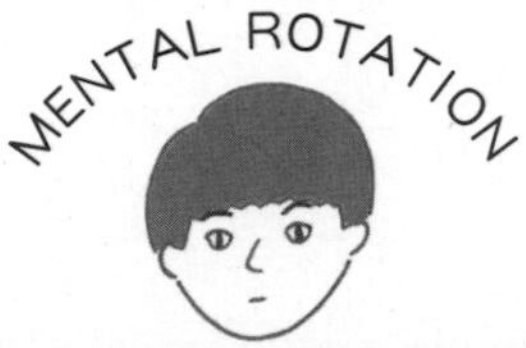

開車

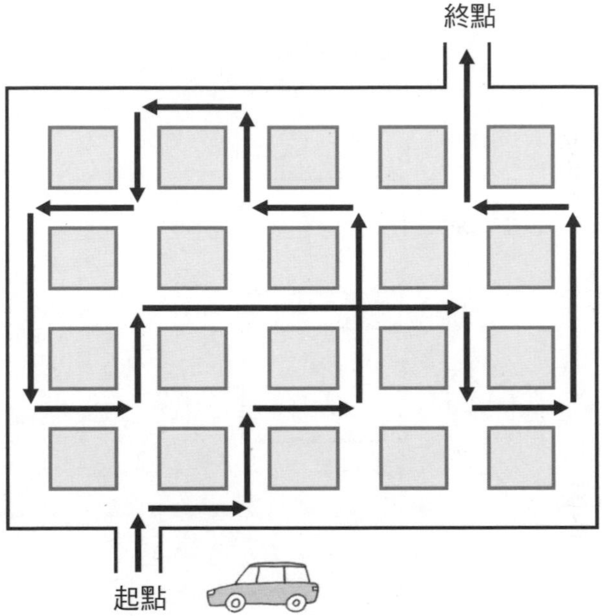

左轉 ☐ 次　　右轉 ☐ 次

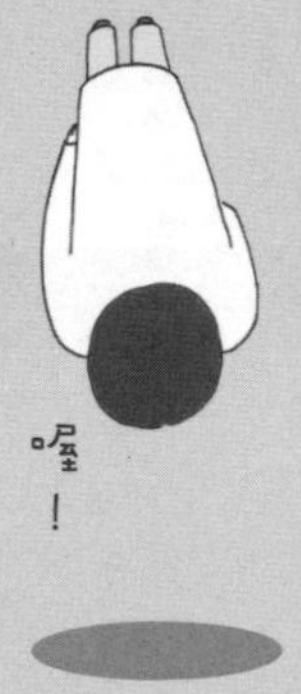

左轉 11 次

右轉 7 次

高級
問題

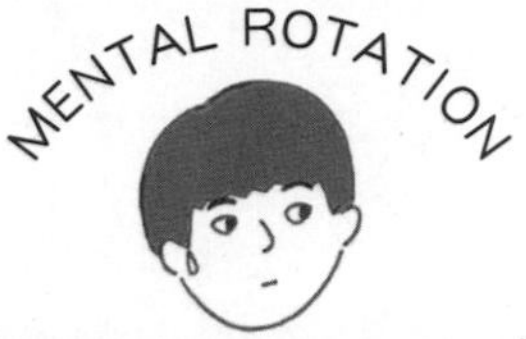

開車

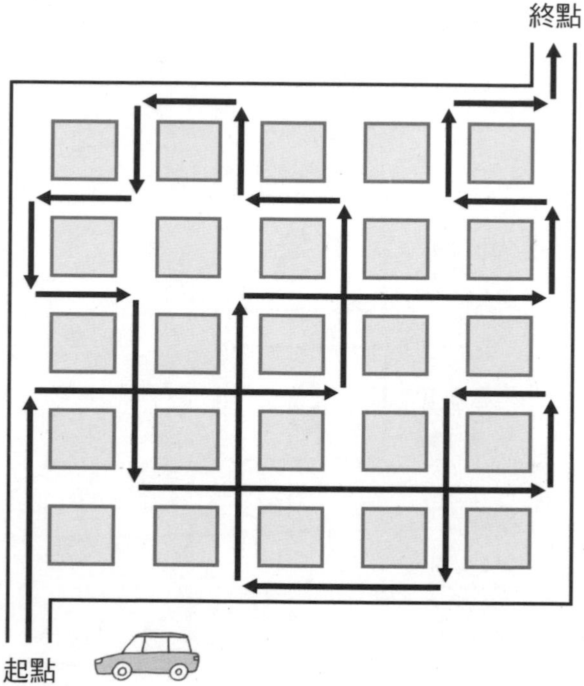

左轉 ☐ 次　　右轉 ☐ 次

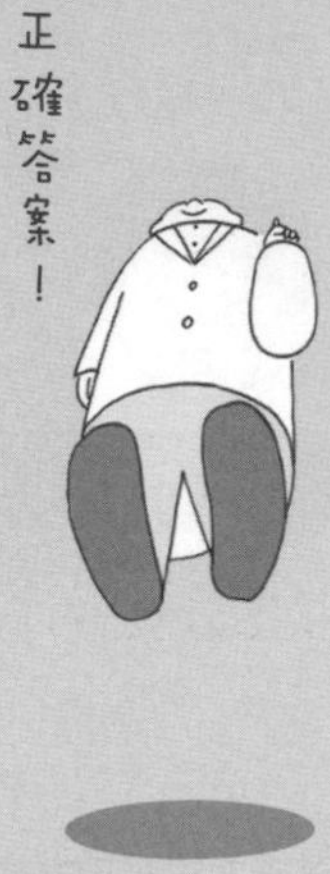

左轉 **13** 次

右轉 **9** 次

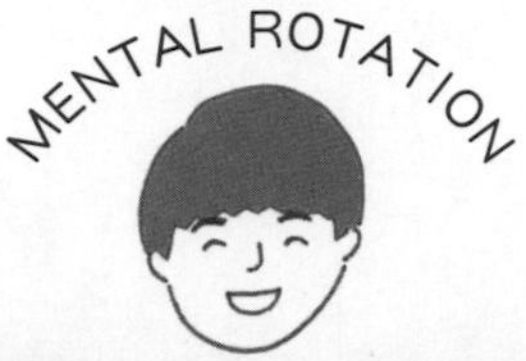

拼圖

將範本圖的中間剪掉。
下方拼圖中，哪一塊才符合打問號部位的形狀？

範本圖

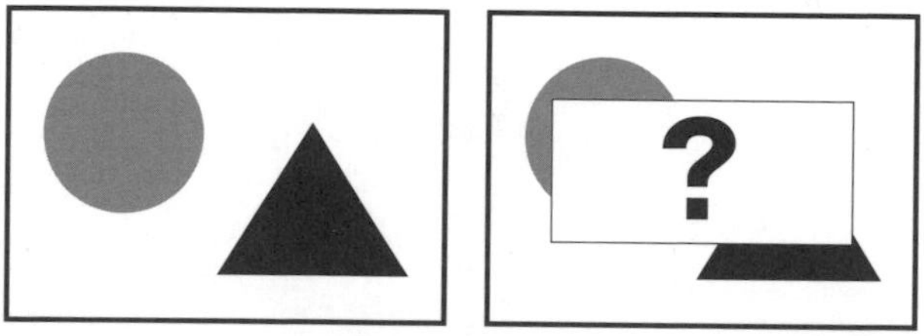

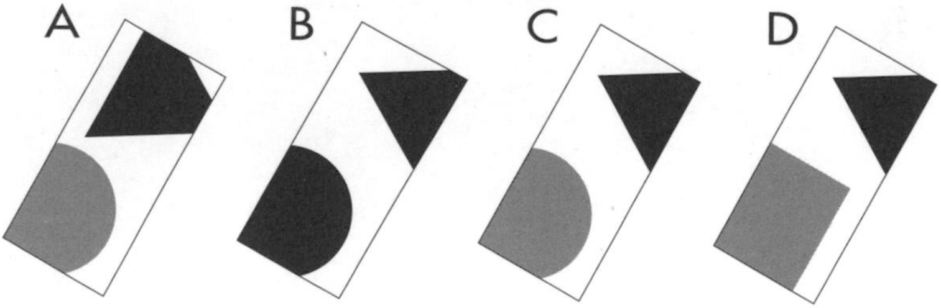

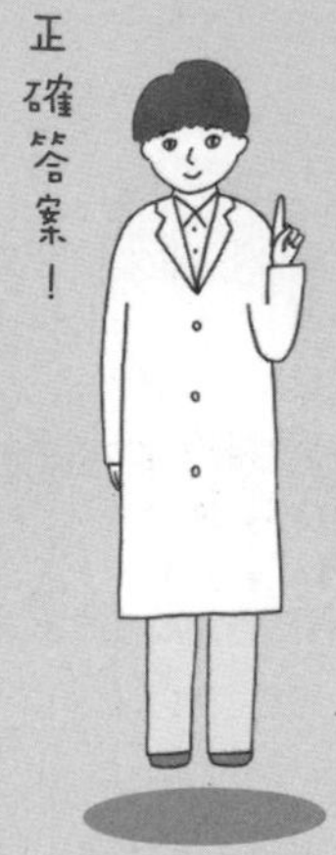

C

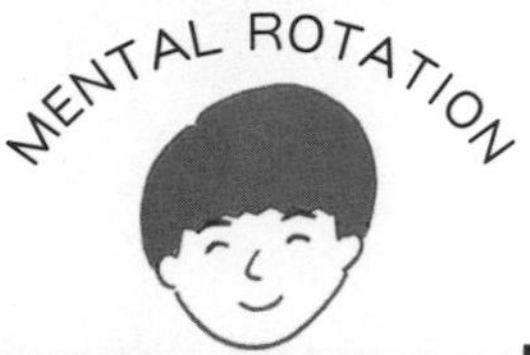

拼圖

範本圖

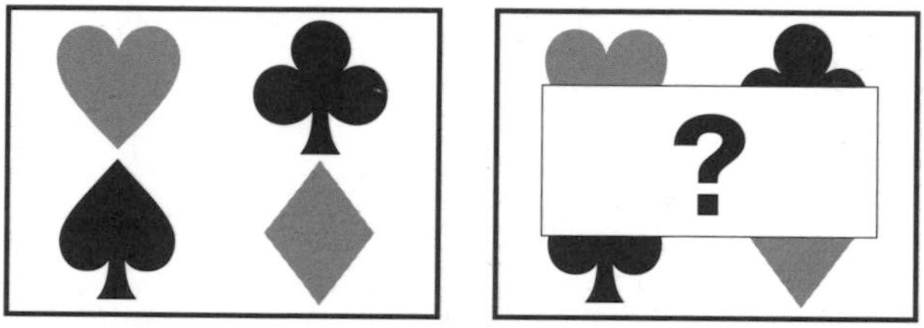

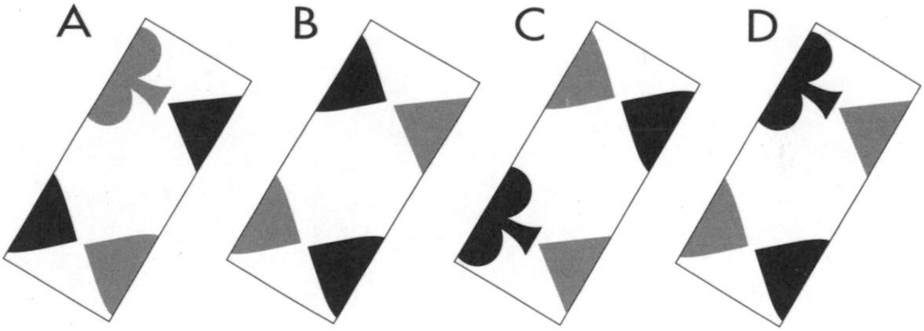

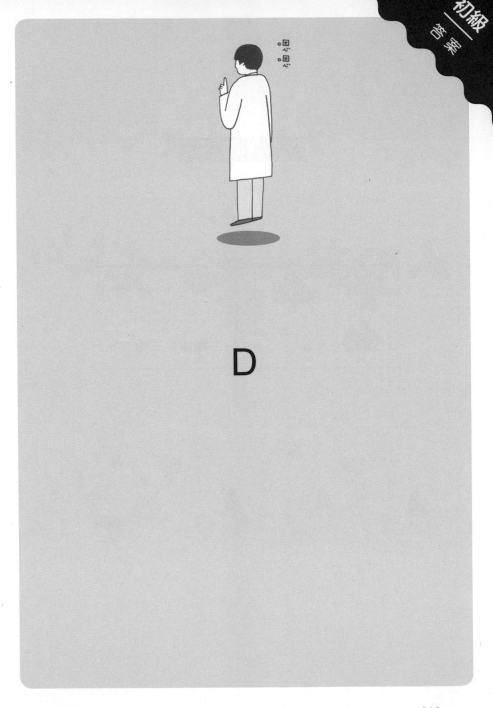

D

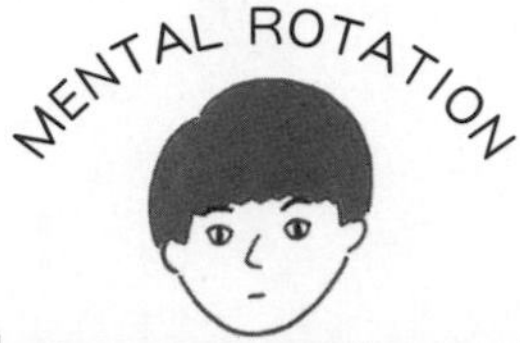

拼圖

範本圖

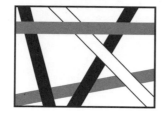

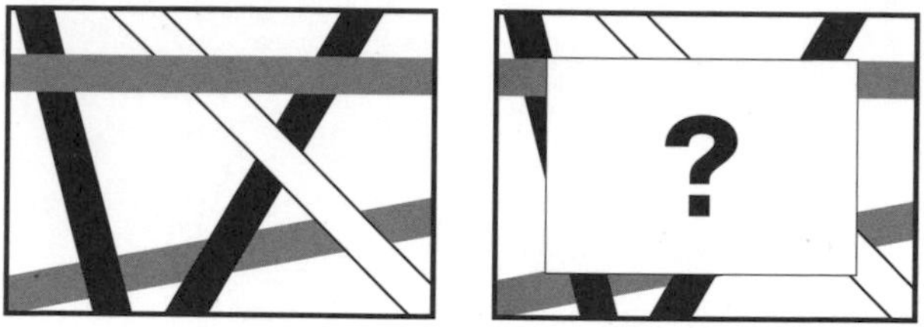

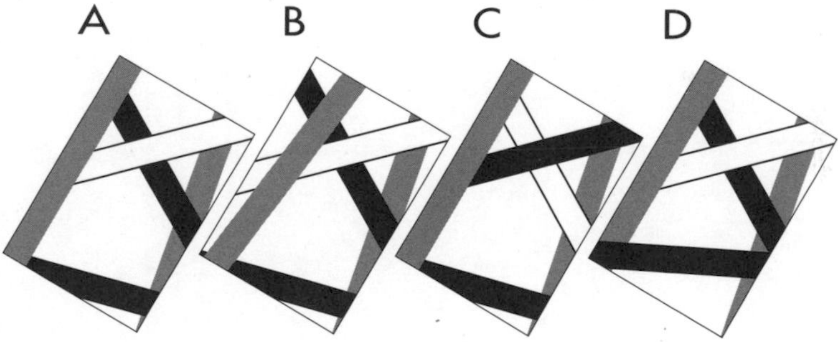

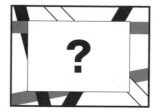

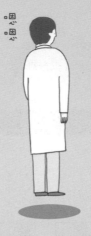

A

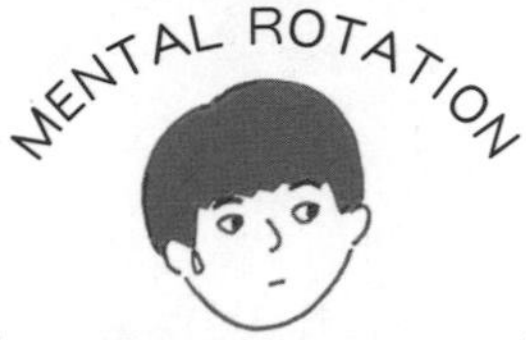

拼圖

範本圖

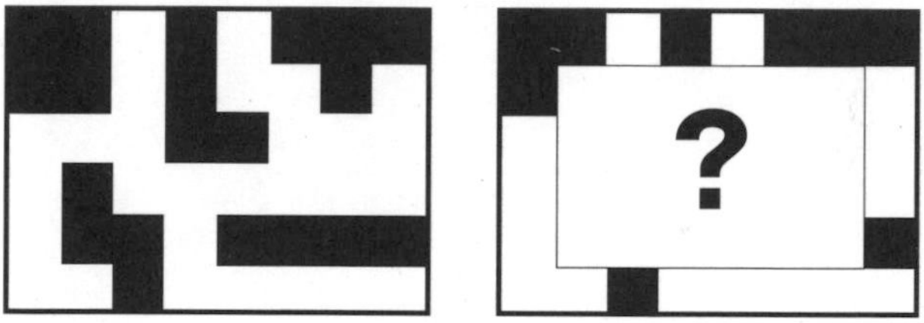

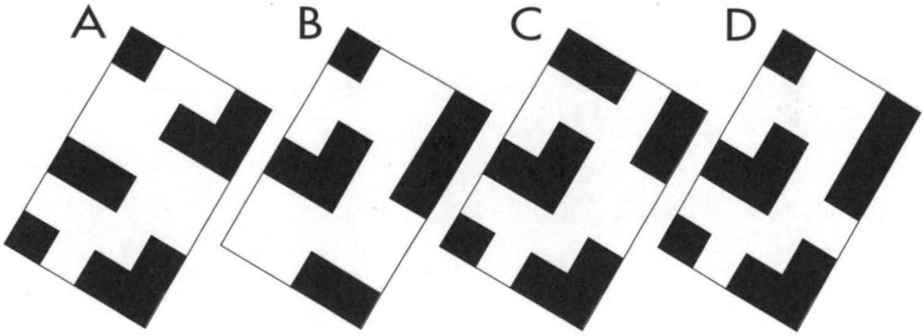

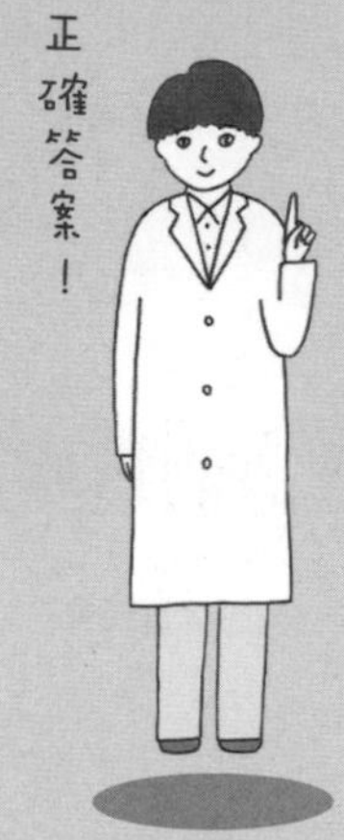

D

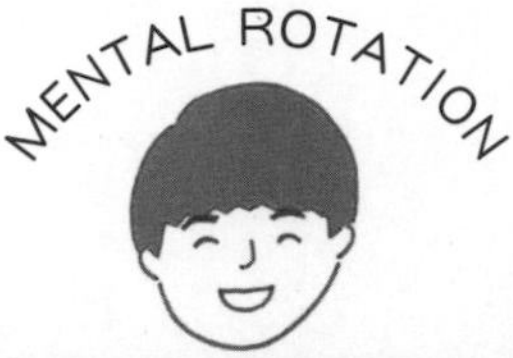

往外折、往內折

拿出一張紙，從①開始依照指定的方向折紙，最後會變成什麼形狀呢？折紙的正面是白色，背面是灰色。

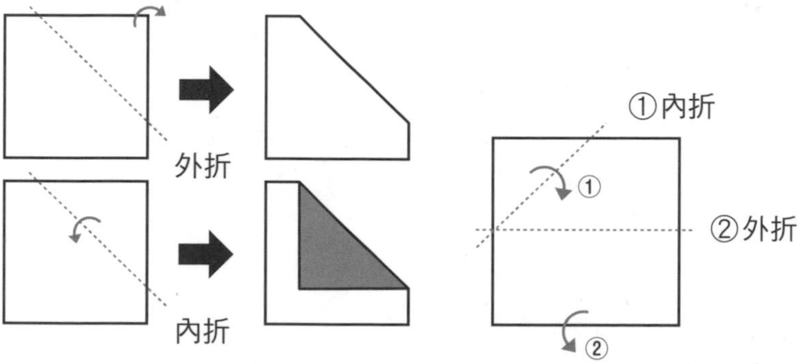

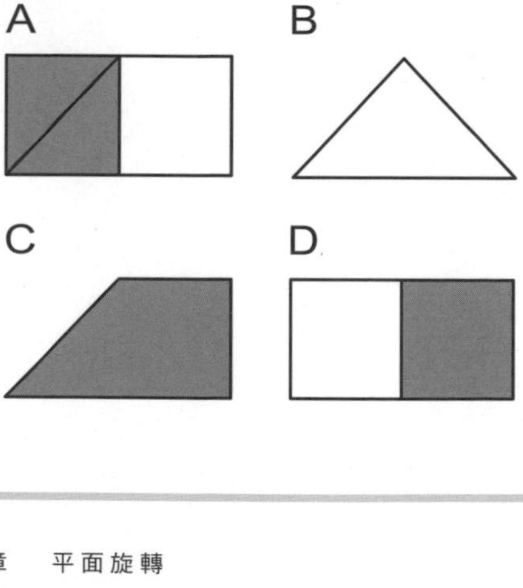

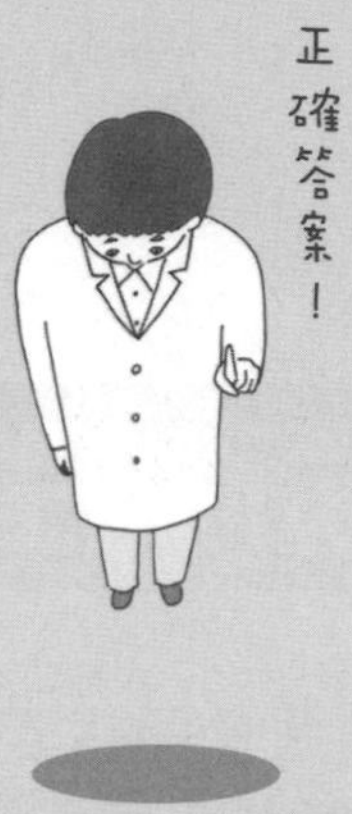

A

MENTAL ROTATION

往外折、往內折

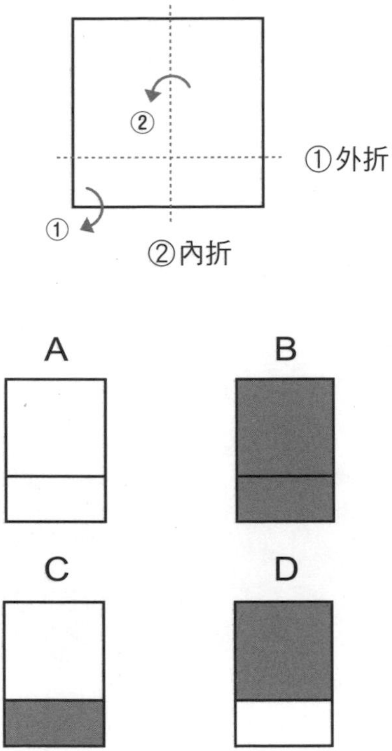

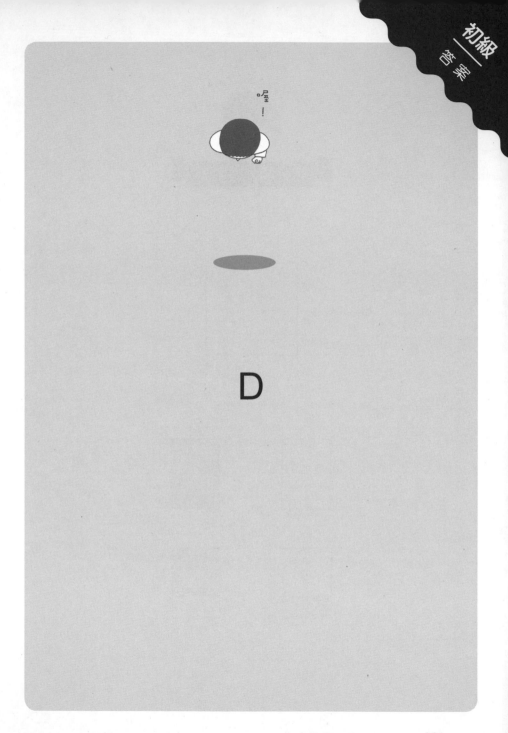

D

中級
問題

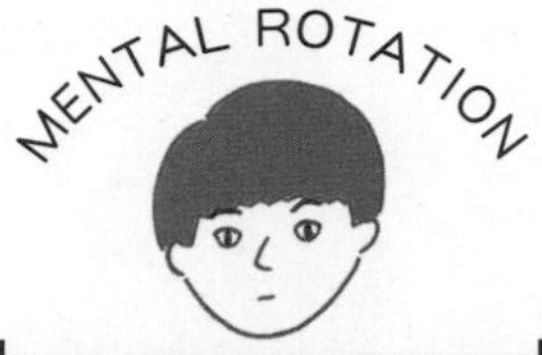
MENTAL ROTATION

往外折、往內折

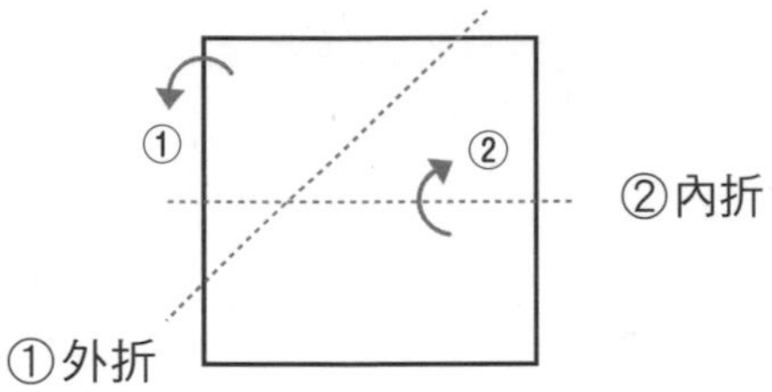
①
②
②內折
①外折

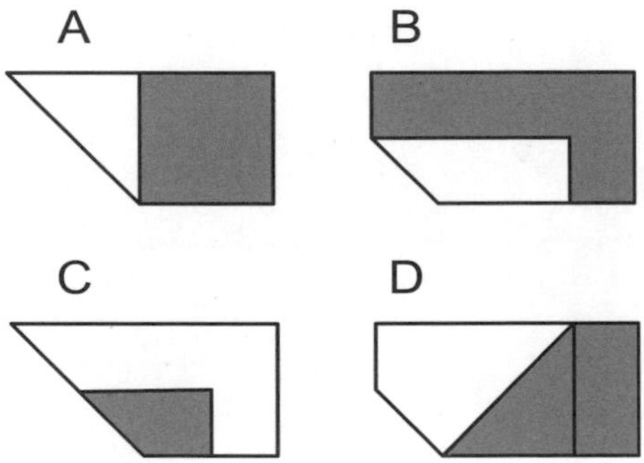
A
B
C
D

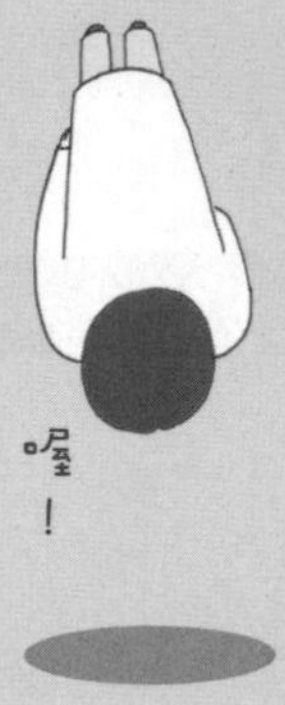

B

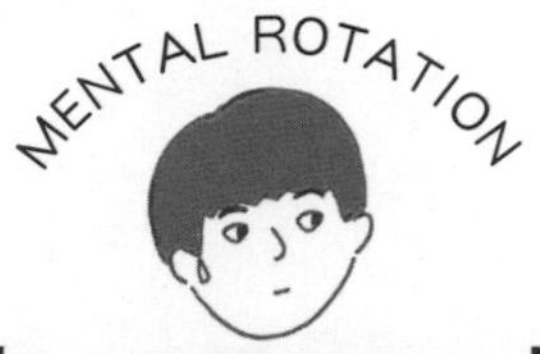
MENTAL ROTATION

往外折、往內折

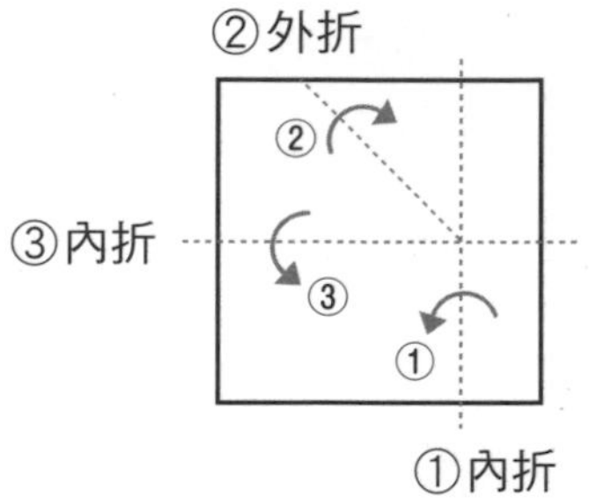
②外折
②
③內折
③
①
①內折

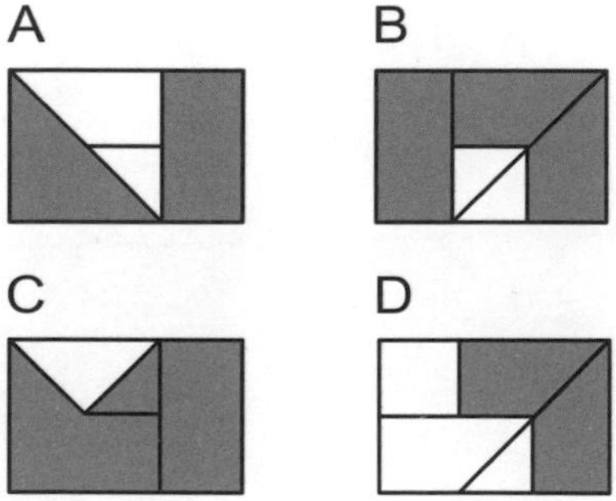
A
B
C
D

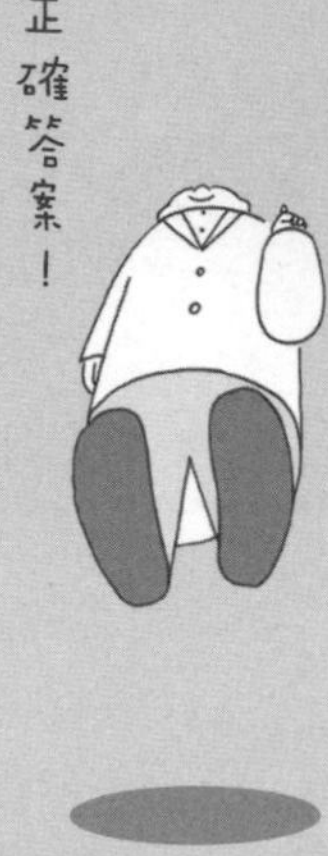

B

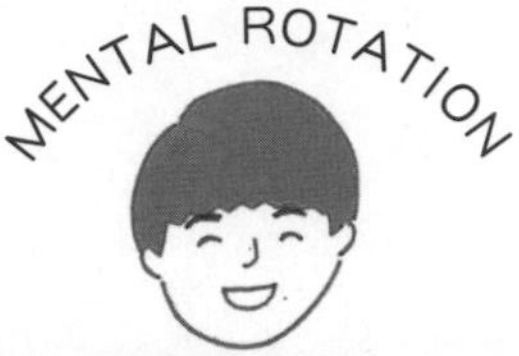

最後的房間

從S房間開始前進，依照指示往前走。
最後你會待在哪個房間？站在起點時，面向箭頭的方向。

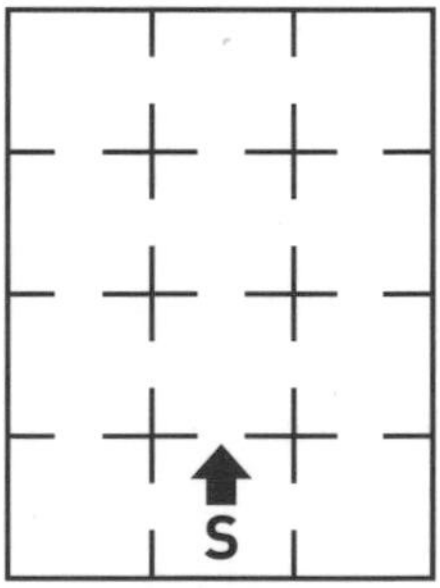

① 往前前進一個房間
② 往前前進一個房間
③ 左轉前進一個房間
④ 右轉前進一個房間
你現在在哪個房間呢？

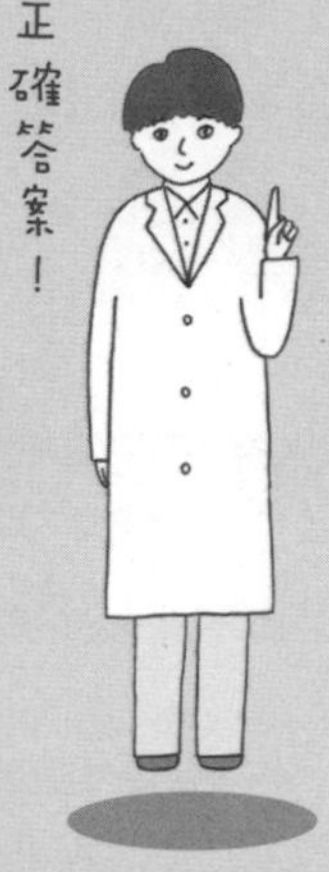
正確答案！

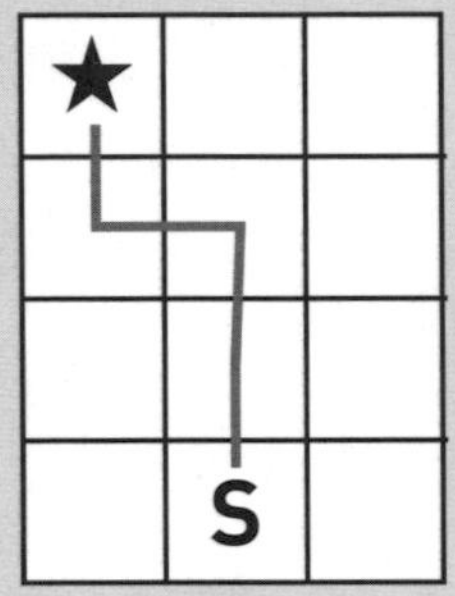
★
S

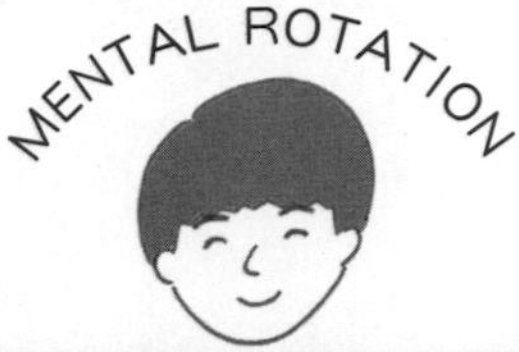

最後的房間

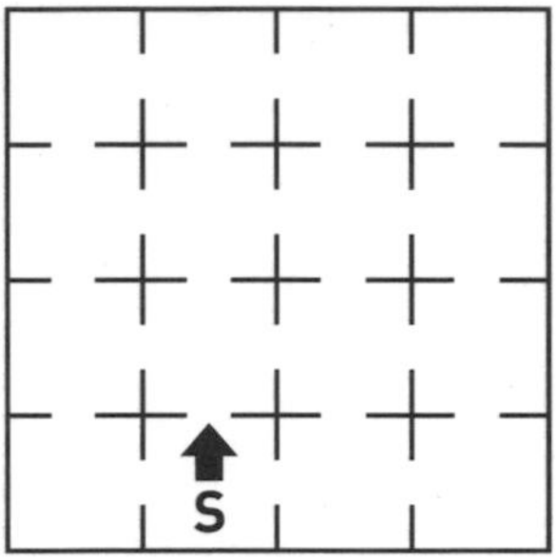

① 往前前進一個房間
② 右轉前進一個房間
③ 左轉前進一個房間
④ 左轉前進一個房間
⑤ 右轉前進一個房間
你現在在哪個房間呢？

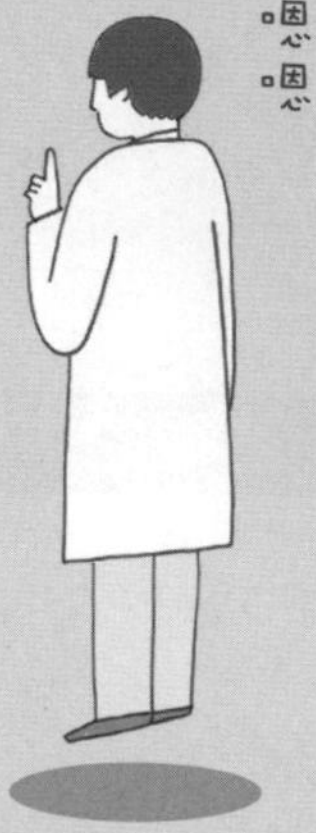
嗯嗯

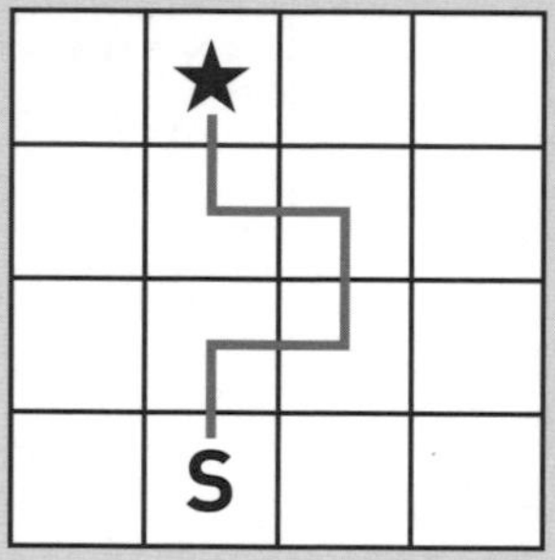
★
S

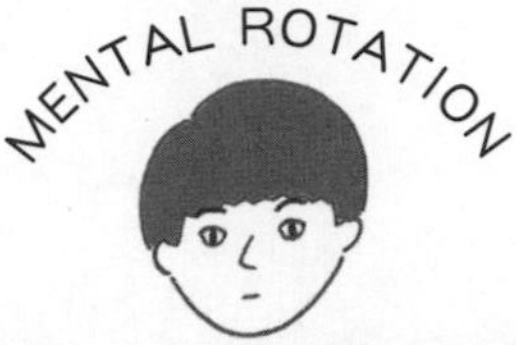

最後的房間

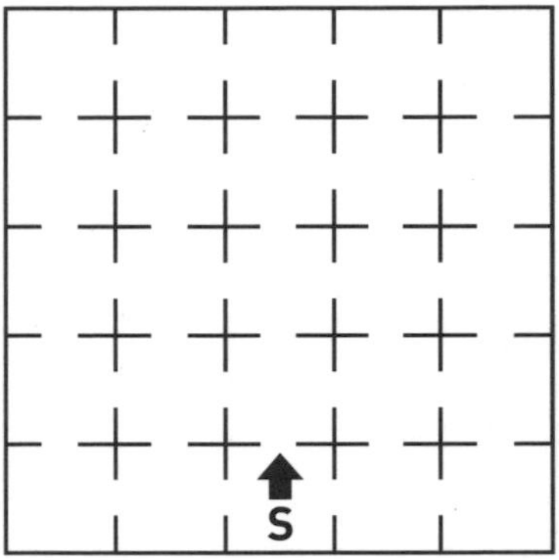

① 往前前進一個房間
② 左轉前進一個房間
③ 右轉前進一個房間
④ 往前前進一個房間
⑤ 右轉前進一個房間
⑥ 右轉前進一個房間
⑦ 左轉前進一個房間
你現在在哪個房間呢？

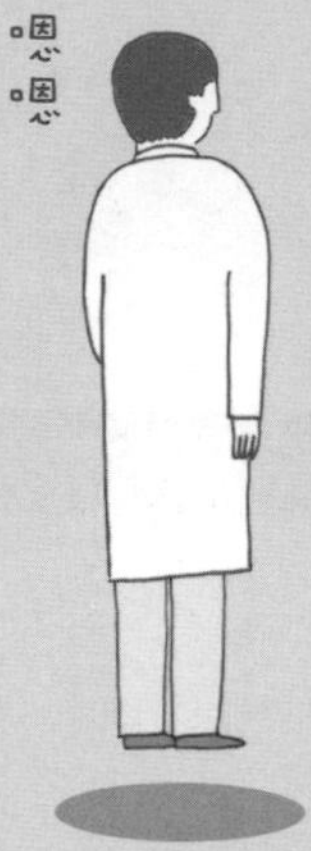
嗯。嗯。

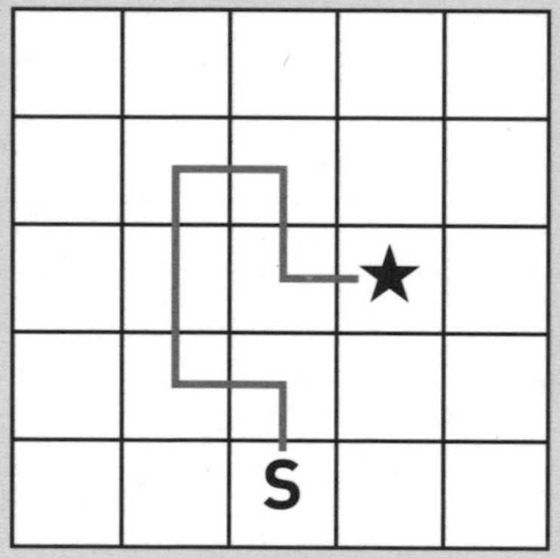
S
★

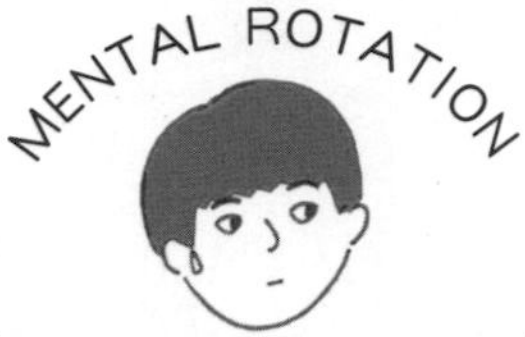

最後的房間

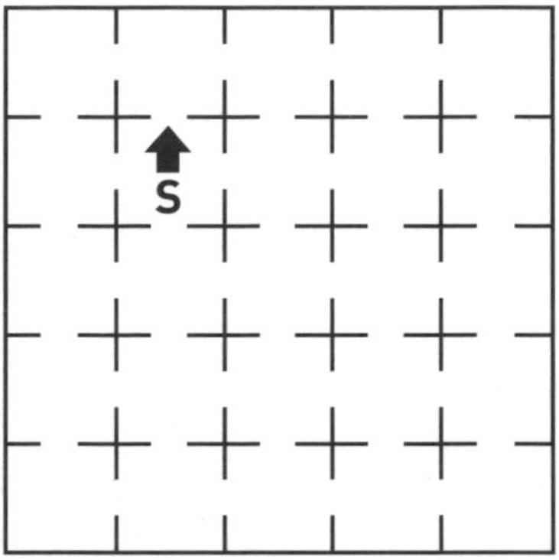

① 往前前進一個房間
② 右轉前進一個房間
③ 右轉前進一個房間
④ 左轉前進一個房間
⑤ 右轉前進一個房間
⑥ 往前前進一個房間
⑦ 右轉前進一個房間
⑧ 左轉前進一個房間
⑨ 左轉前進一個房間
你現在在哪個房間呢？

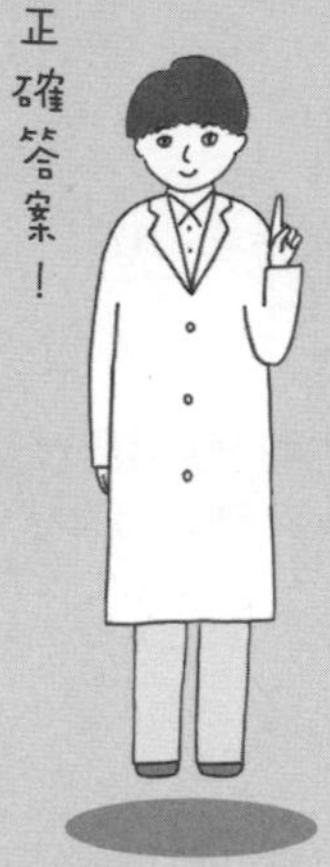
正確答案！

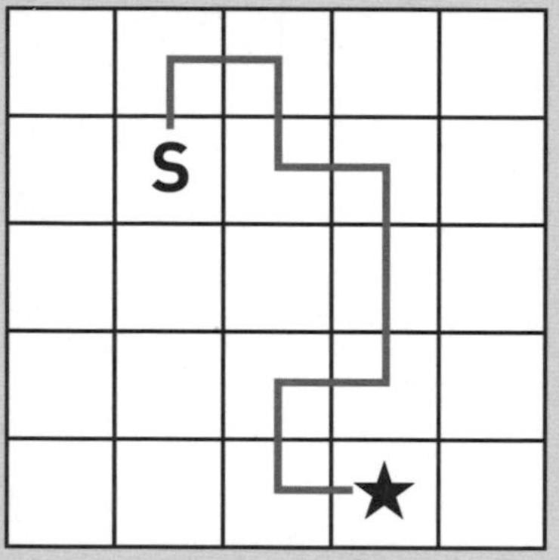
S

MENTAL ROTATION

折紙裁剪

參考下圖，沿著虛線折正方形紙，再將黑色部分剪掉。然後翻開紙。這時候紙會變成什麼形狀？請將紙形畫在答案欄上。

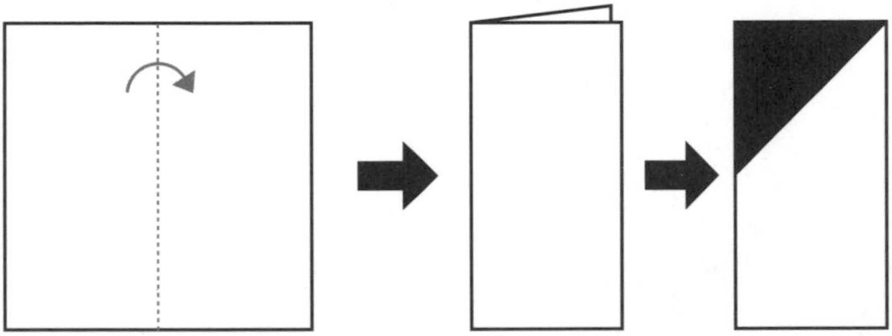

答案欄

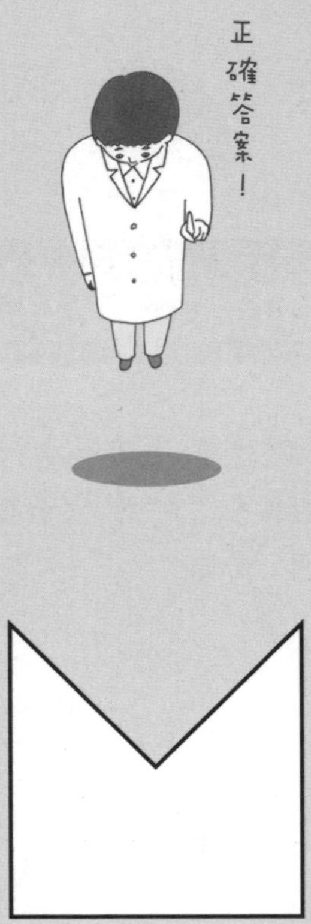
正確答案！

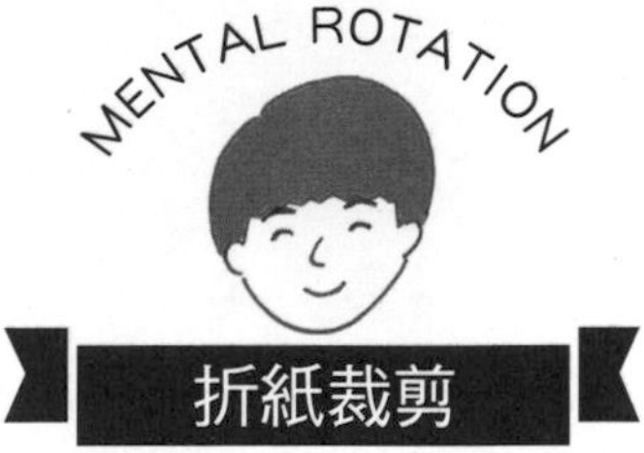

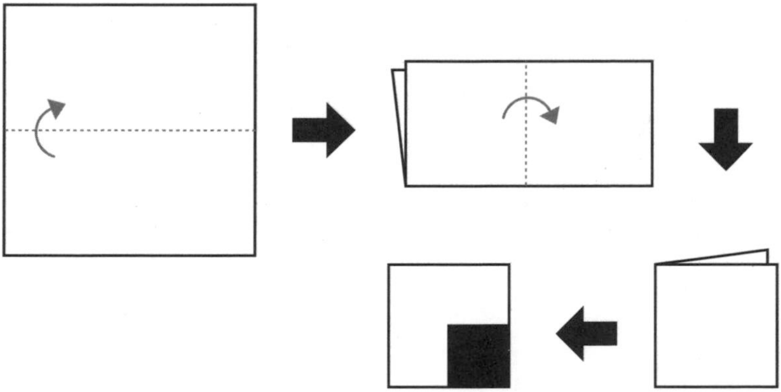

答案欄

喔！

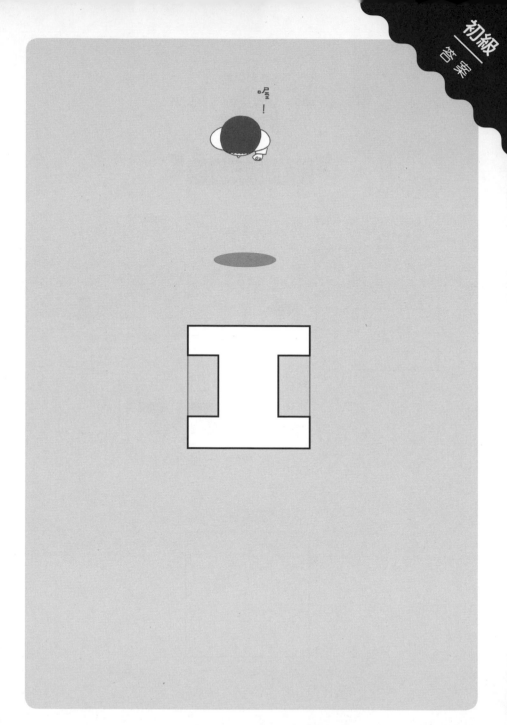

中級
問題

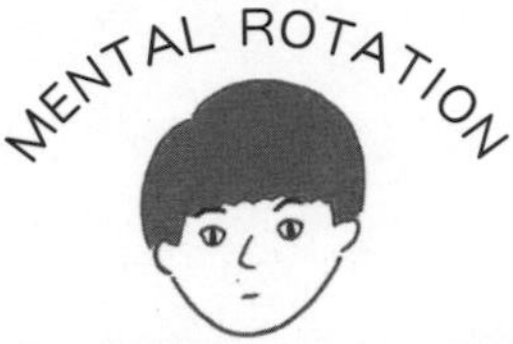

折紙裁剪

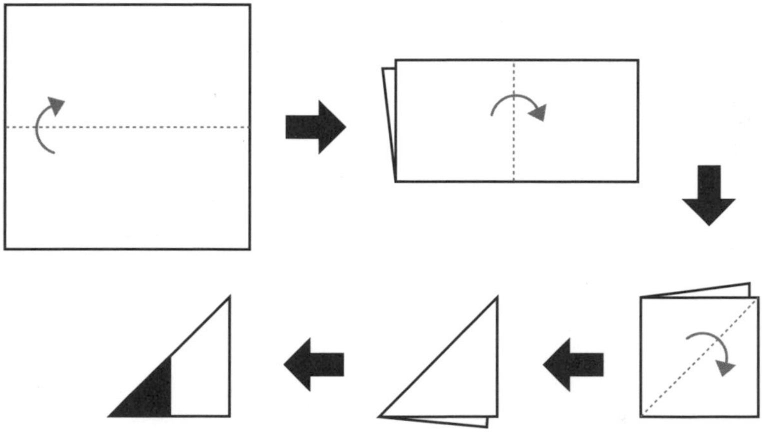

答案欄

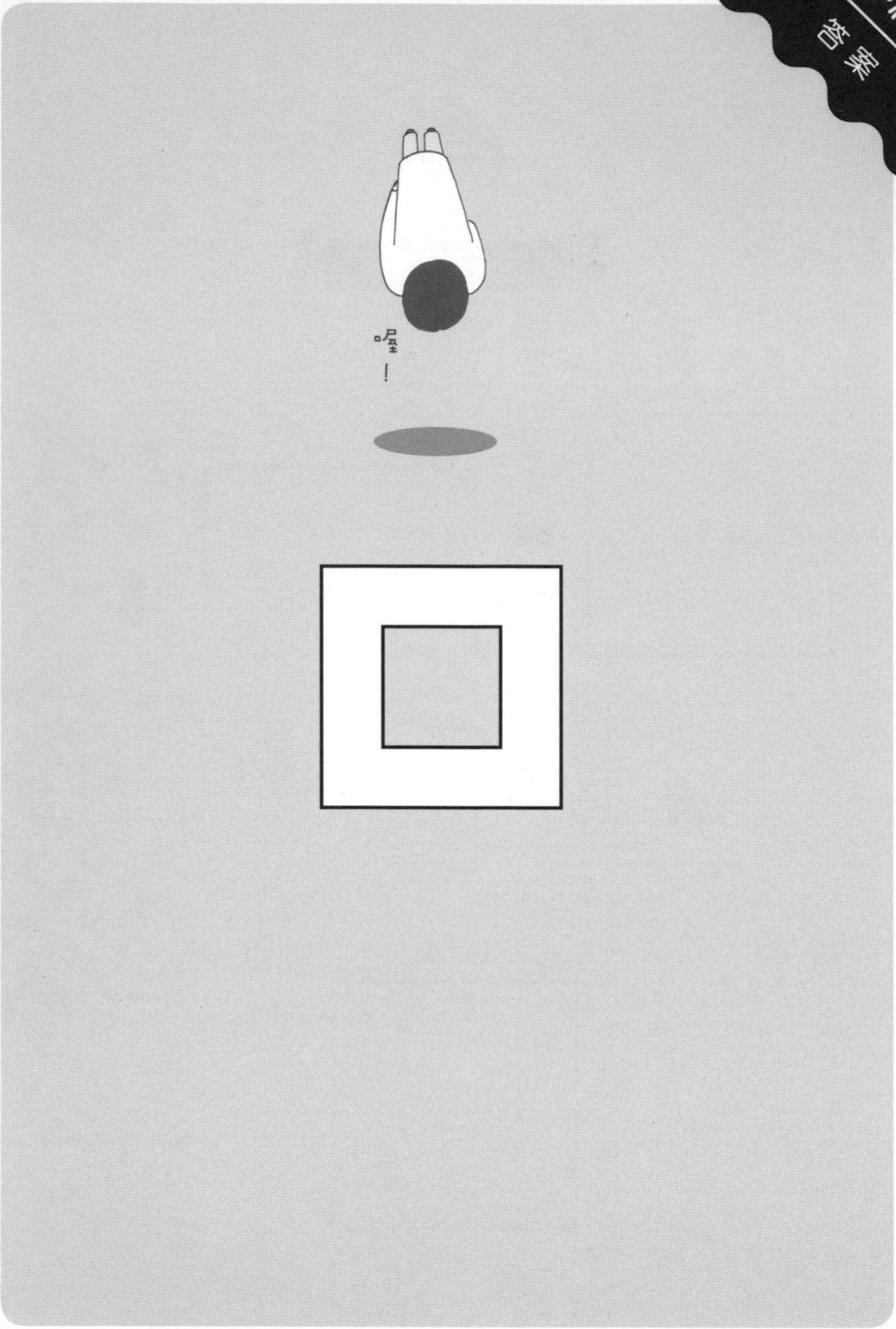
喔！

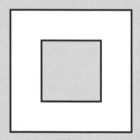

高級
問題

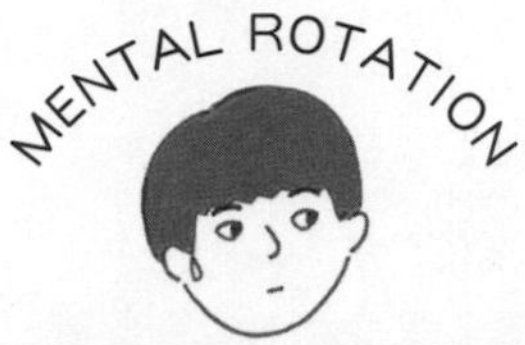

折紙裁剪

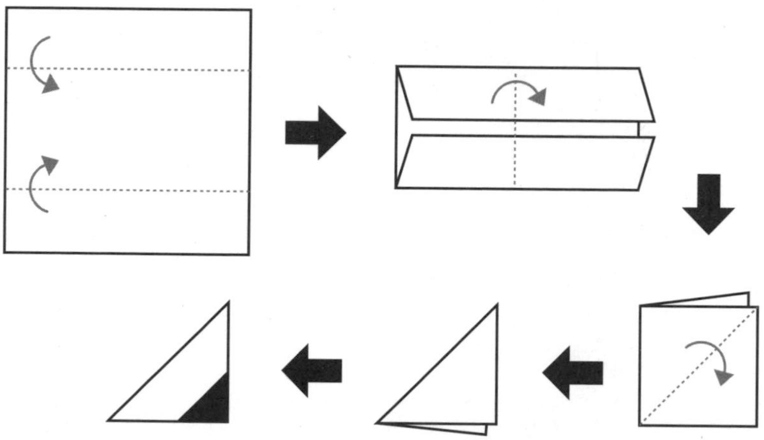

答案欄

正確答案！

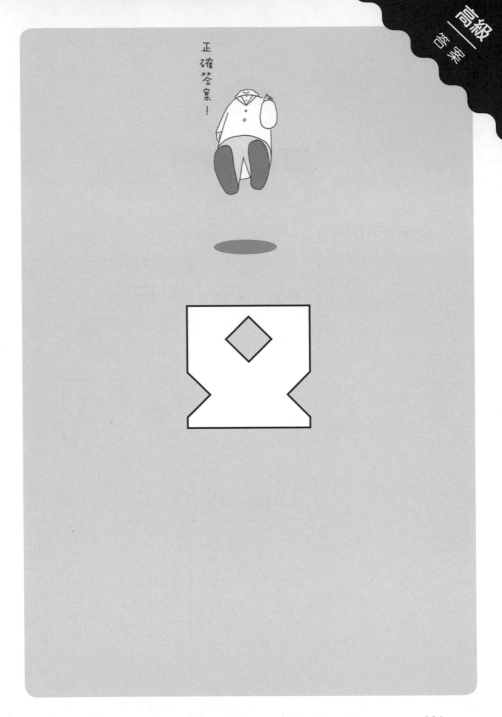

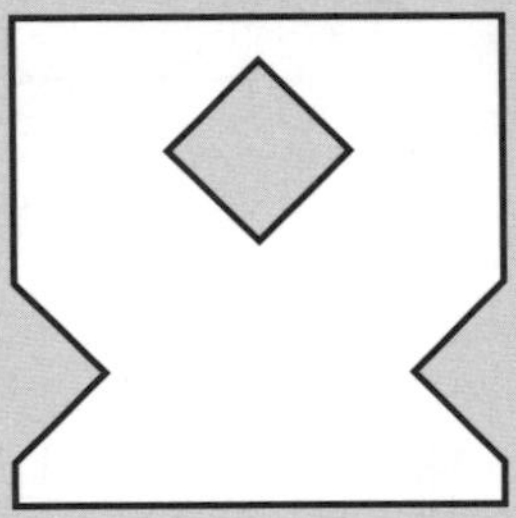

MENTAL ROTATION

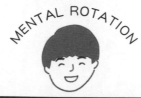

分割的文字

依箭頭方向移動長形拼圖，讓整張紙變成對齊的平整狀態，這時候就會出現一個文字。請問最後會拼出哪個文字呢？

例題

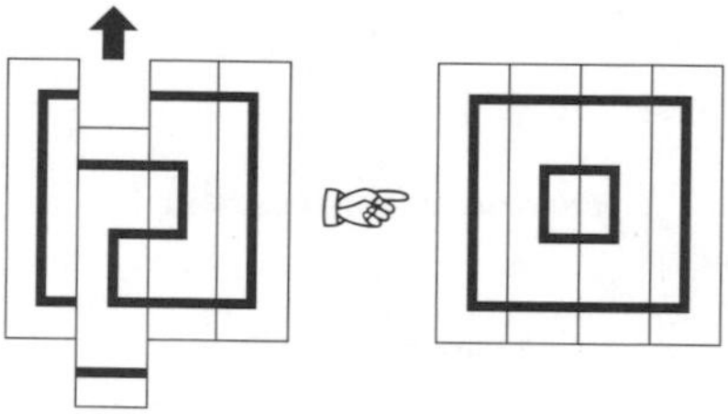

「回」

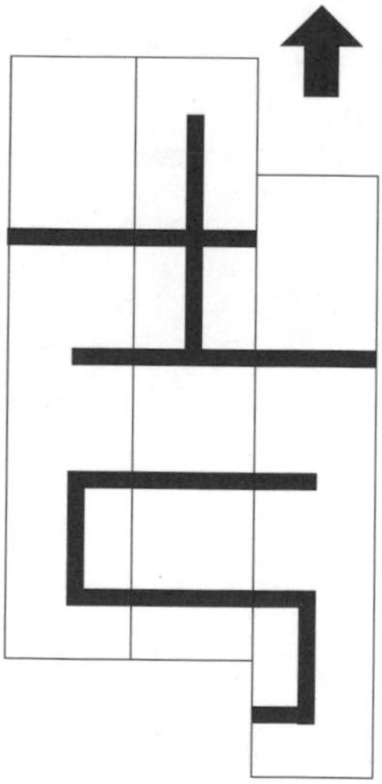

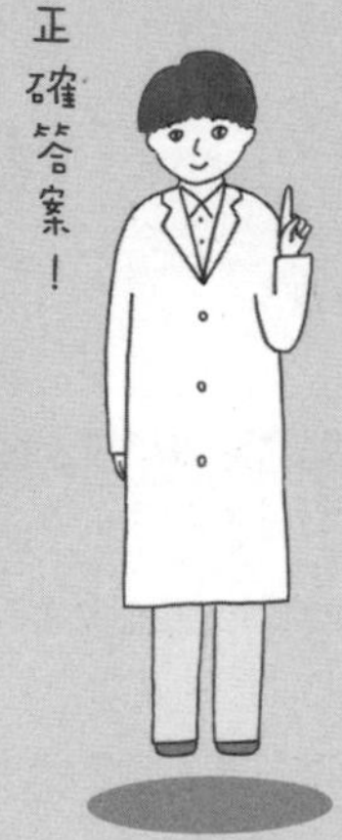

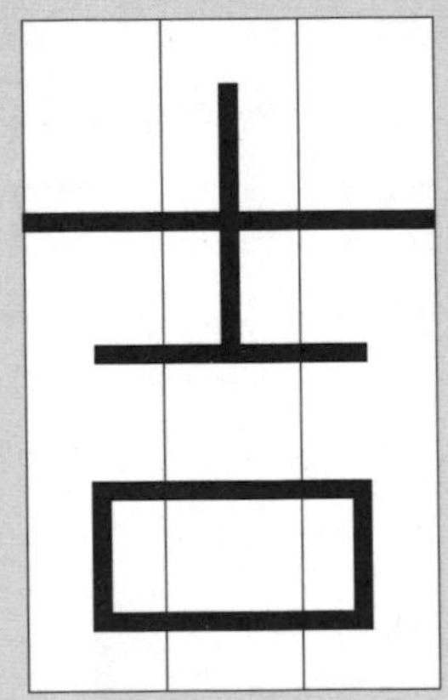

「吉」

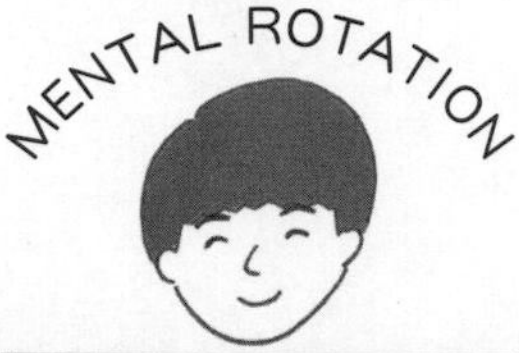

分割的文字

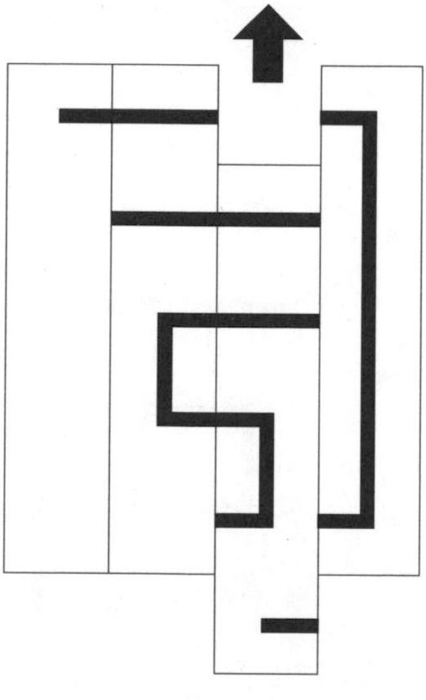

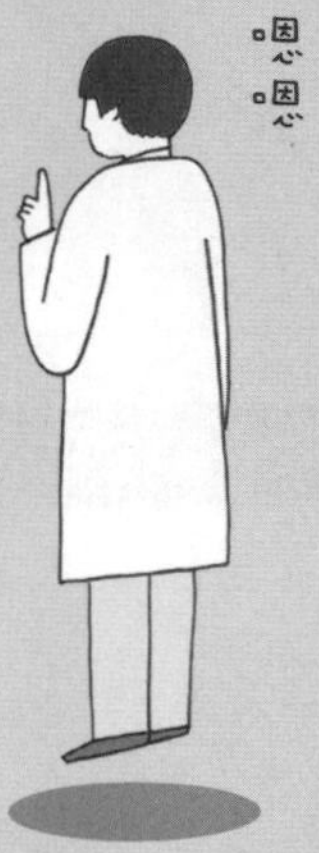

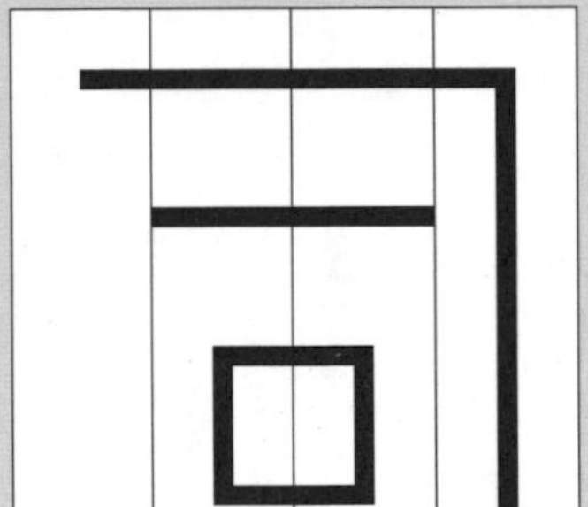

「司」

中級
問題

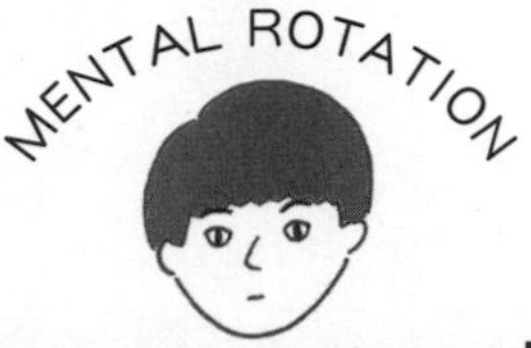

分割的文字

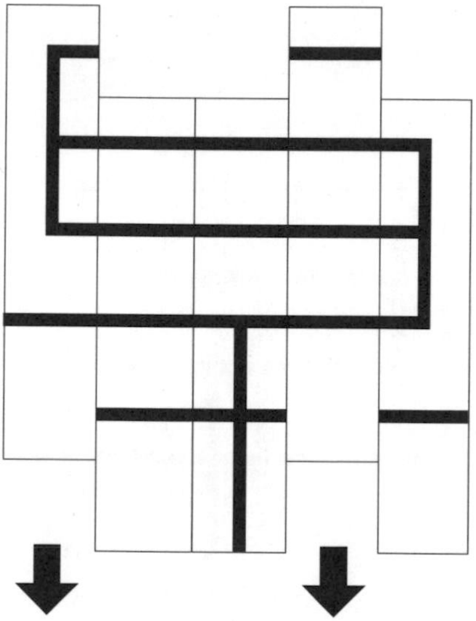

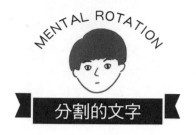

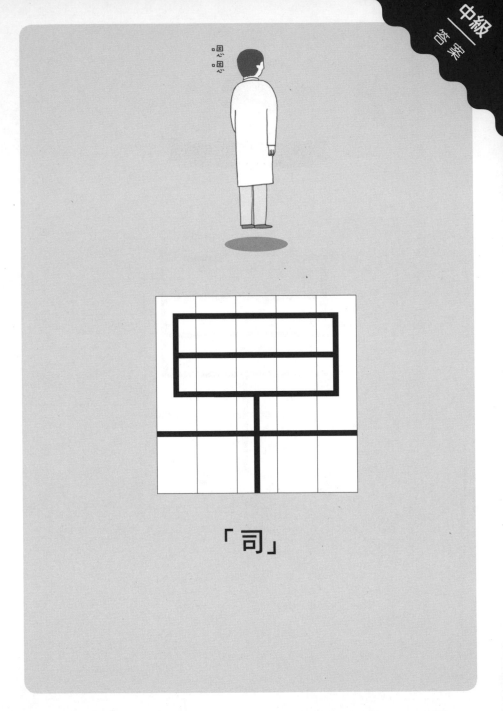

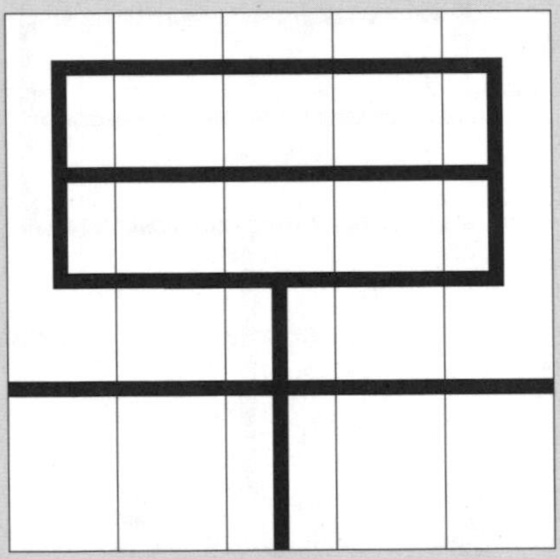

「司」

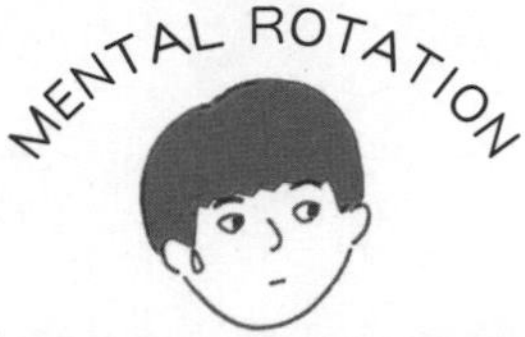

分割的文字

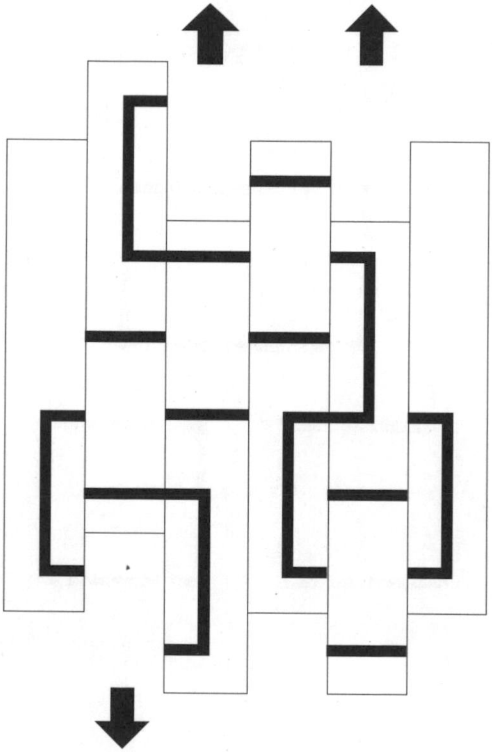

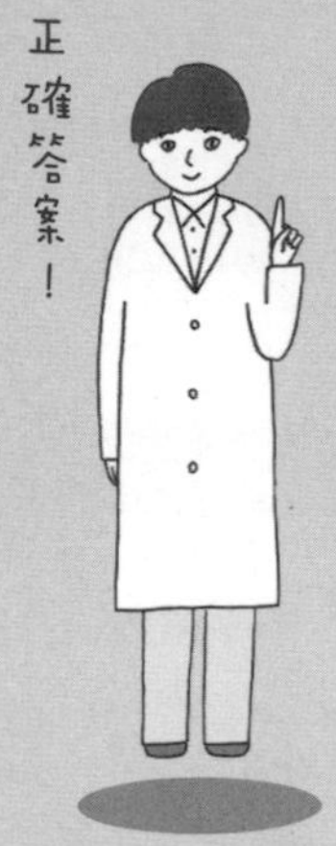

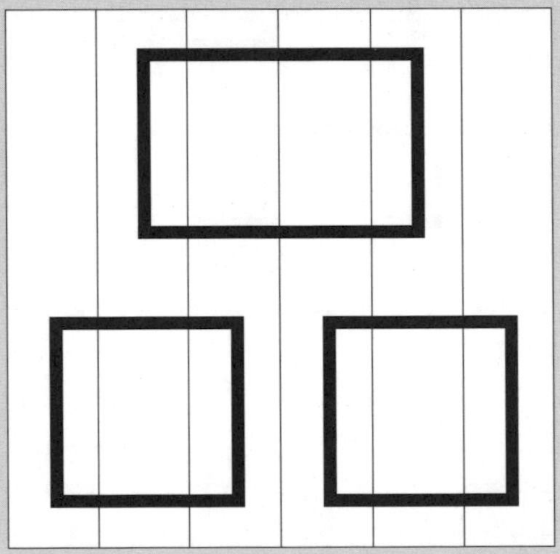

「品」

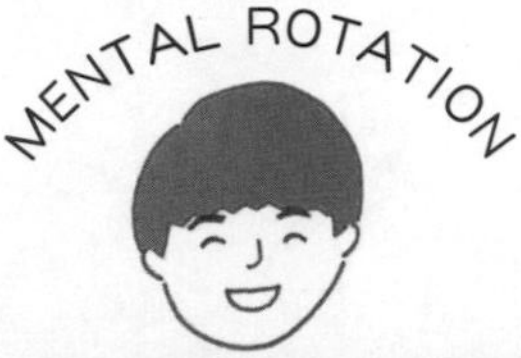

接合

將六個(高級問題是八個)拼圖兩個兩個拼在一起，拼出跟範例相同的形狀。所有的拼圖都會用到，所以能拼出三組(高級問題是四組)。哪個圖會和哪個圖成雙成對呢?有時候也要旋轉拼圖。

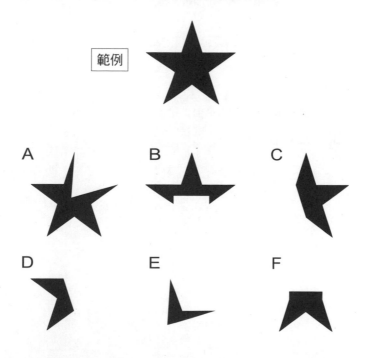

範例

A

B

C

D

E

F

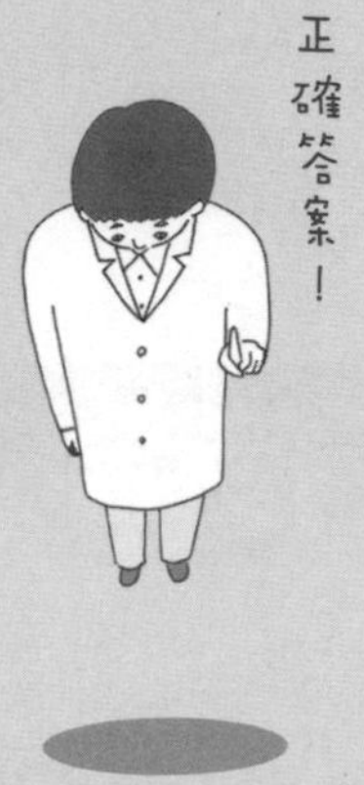

A 和 E

B 和 F

C 和 D

初級
問題

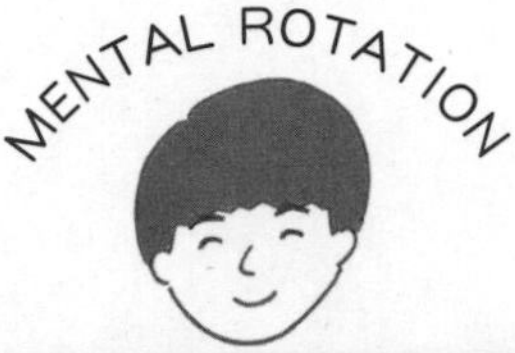

接合

範例

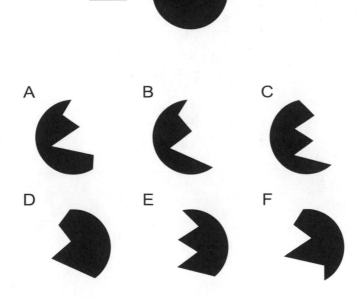

A

B

C

D

E

F

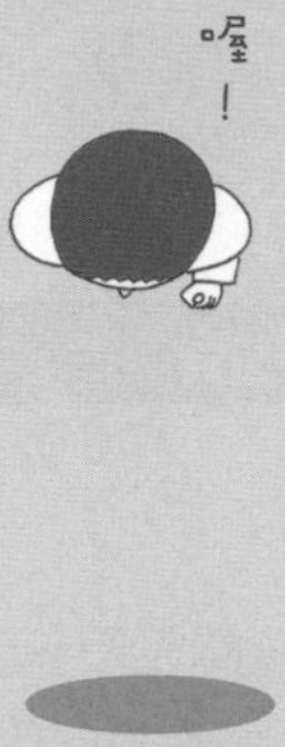

A 和 F

B 和 D

C 和 E

中級
問題

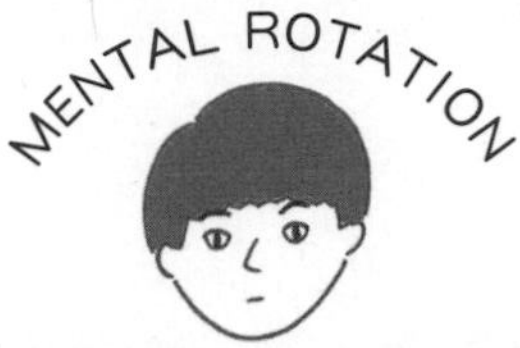

接合

範例

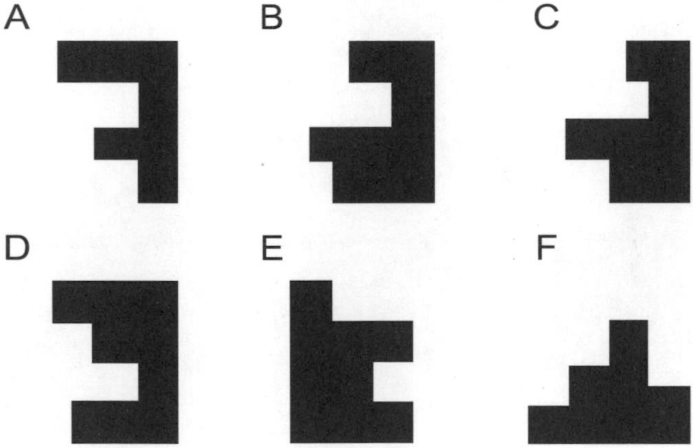

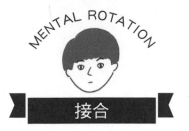

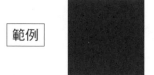

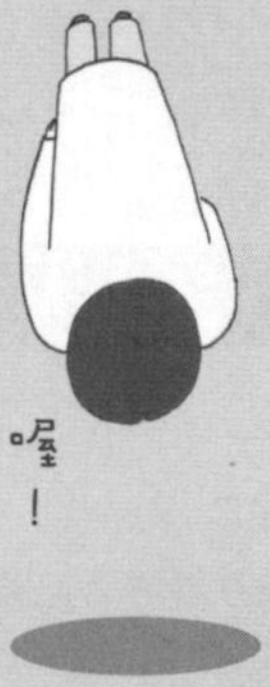

A 和 E

B 和 C

D 和 F

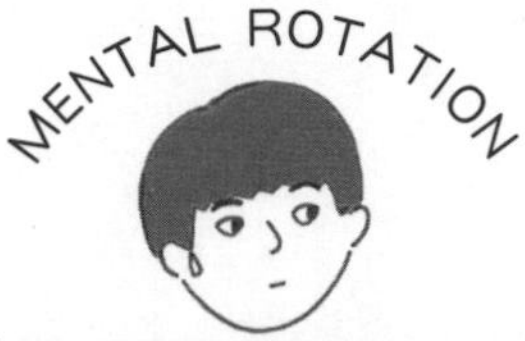
MENTAL ROTATION

接合

共有四組組合。

範例

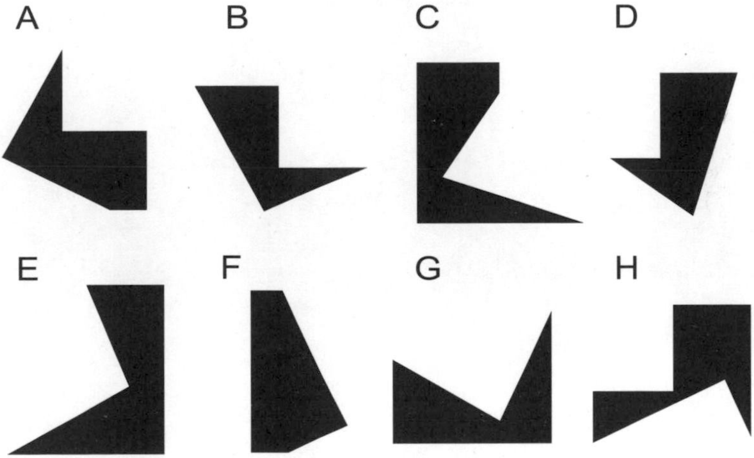
A
B
C
D
E
F
G
H

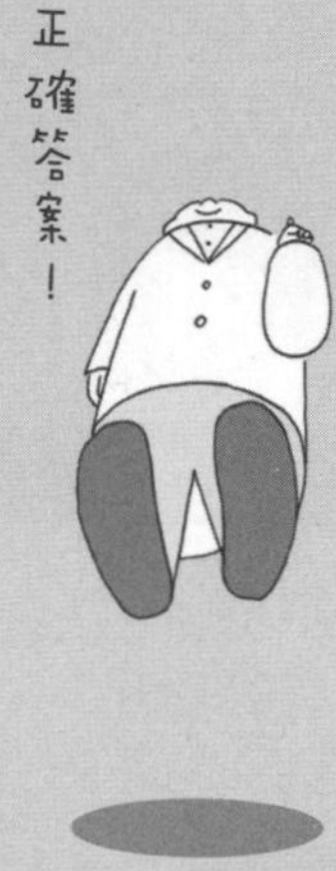

A 和 G

B 和 E

C 和 D

F 和 H

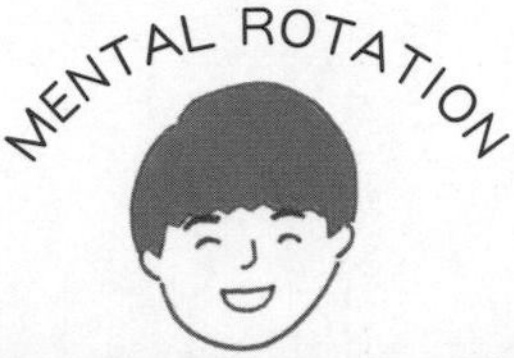

一樣長

範例的長度是提示，請選出與範例指定長度一樣的線。

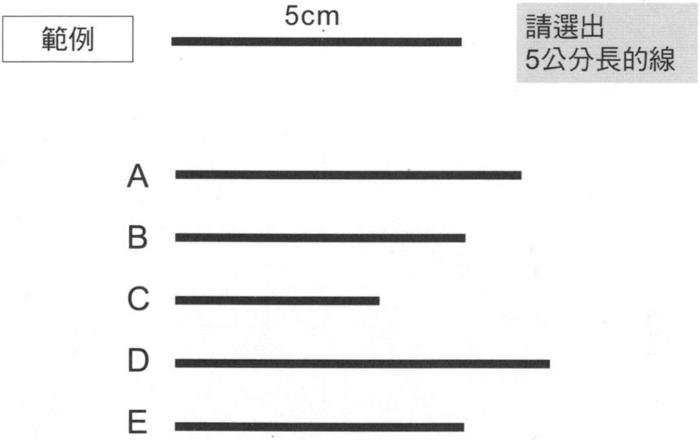

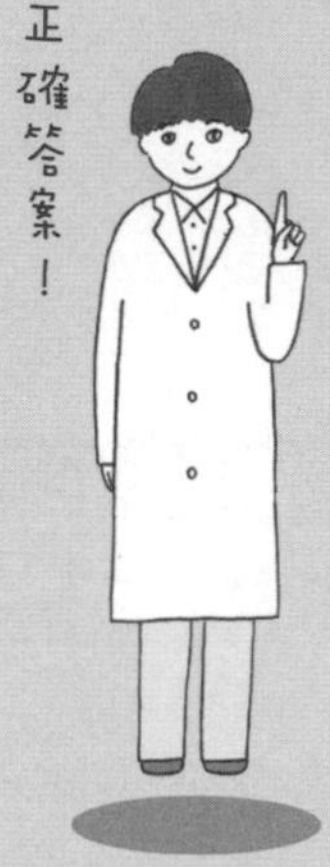

B、E

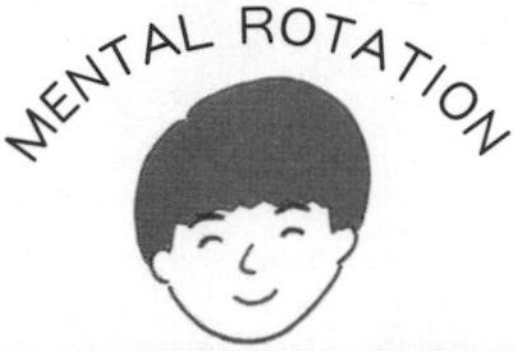

一樣長

範例

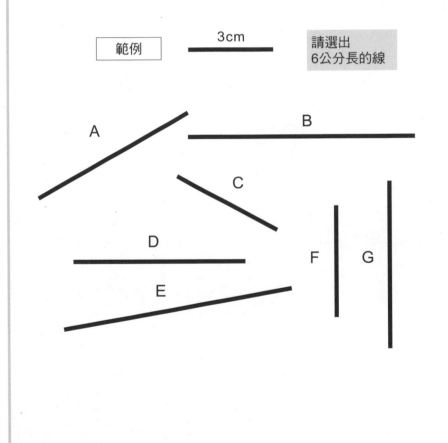

請選出
6公分長的線

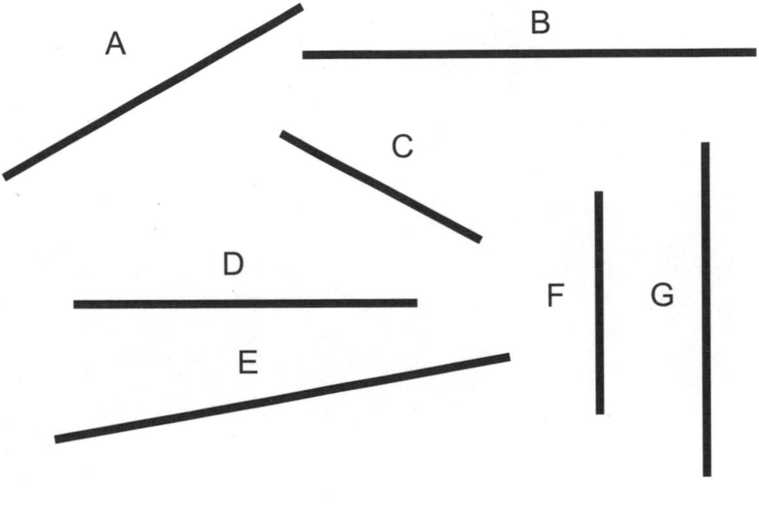

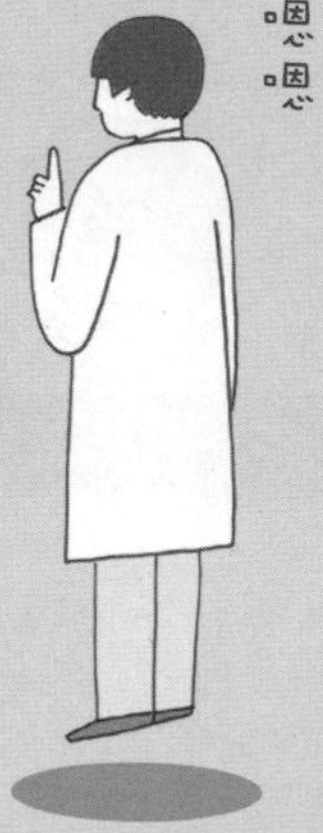

A、D、G

中級
問題

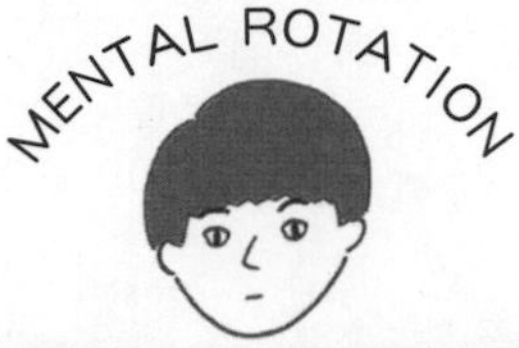

一樣長

範例 2cm

請選出
5公分長的線

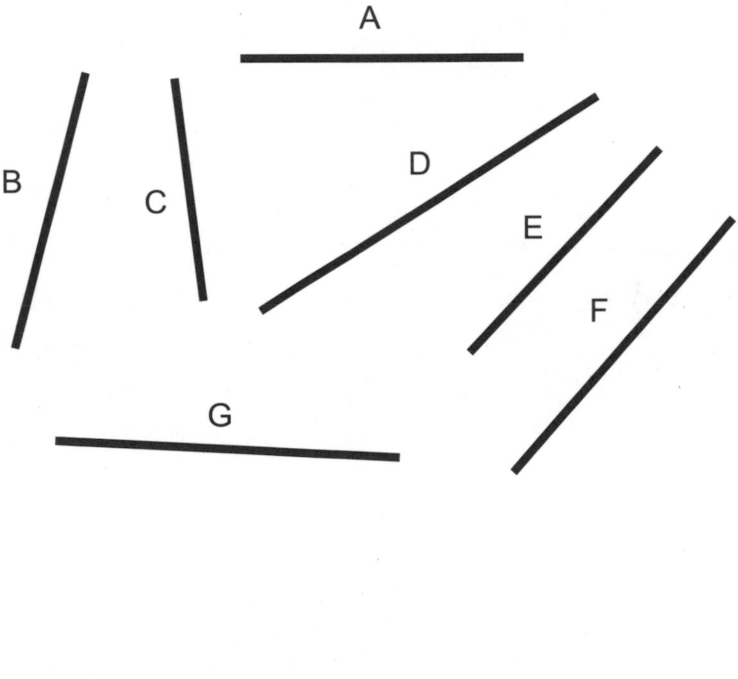

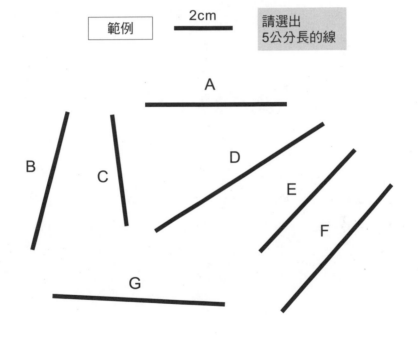

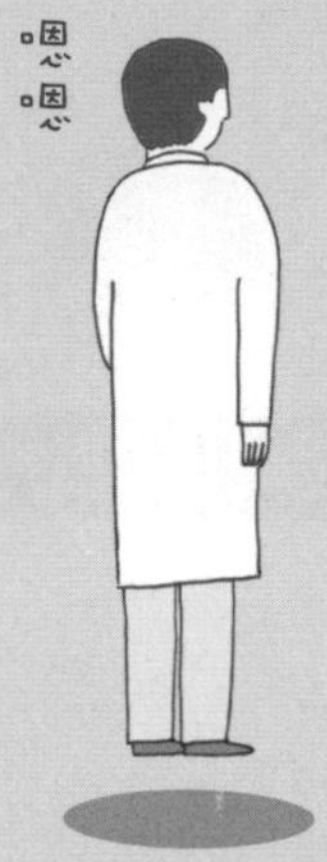

A、B、E

高級
問題

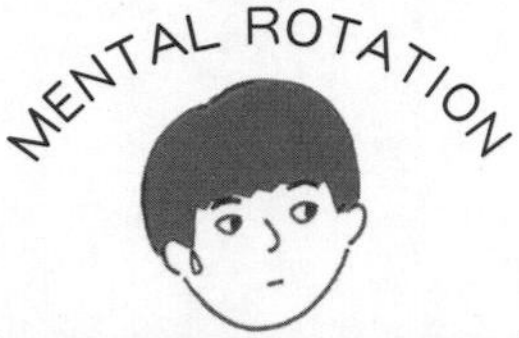

一樣長

範例　1吋　請選出3吋長的線

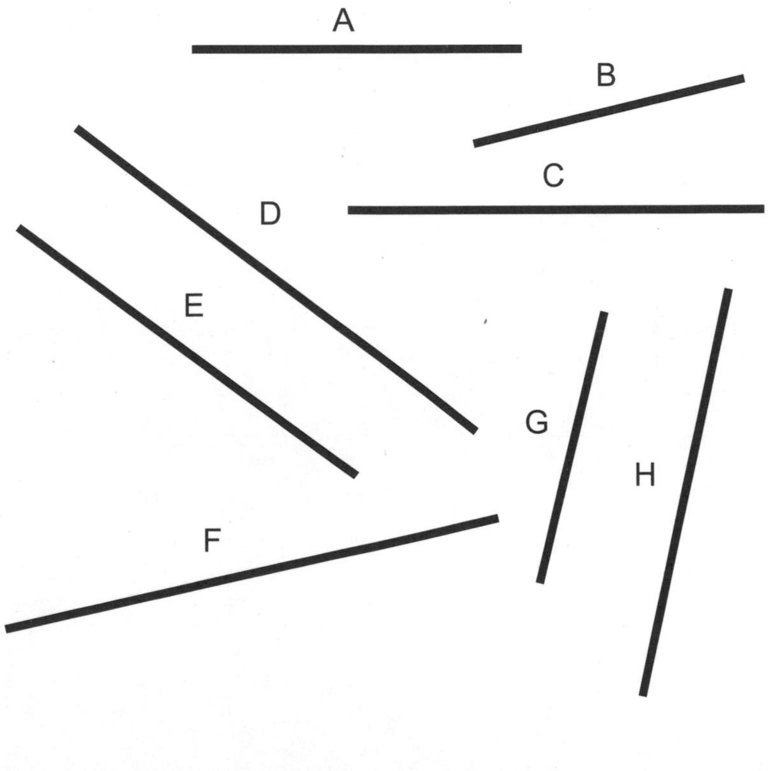

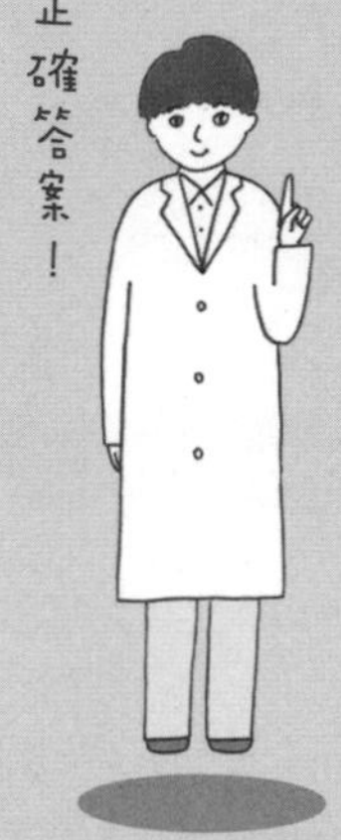

C、E、H

超初級
問題

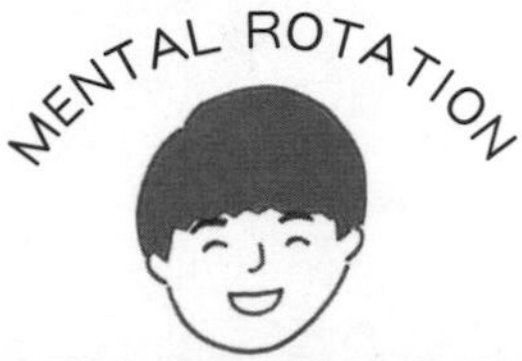

這樣的角度

範例的角度是提示，請選出跟範例指定角度一樣的圖形。

範例

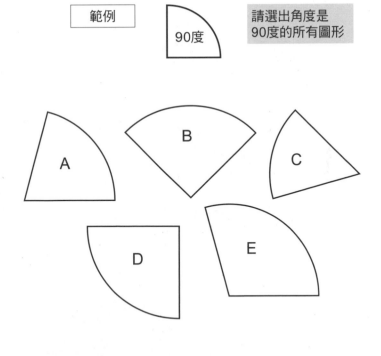

請選出角度是
90度的所有圖形

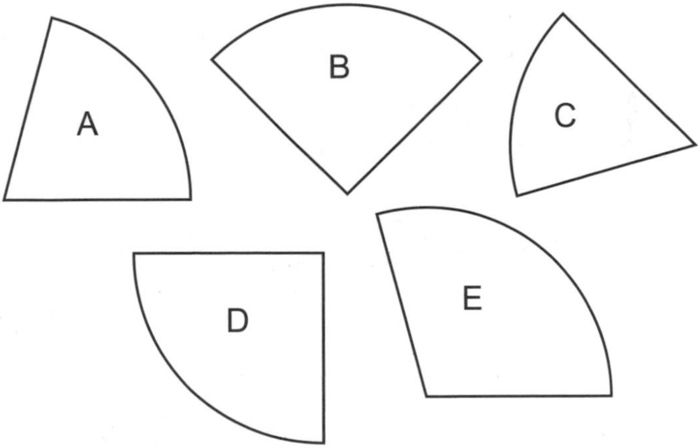

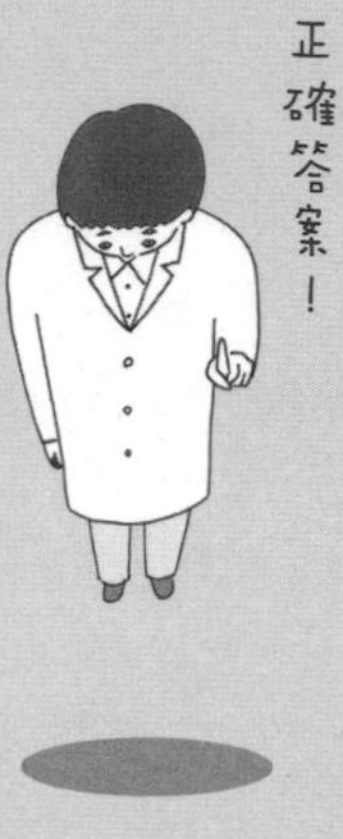

B、D

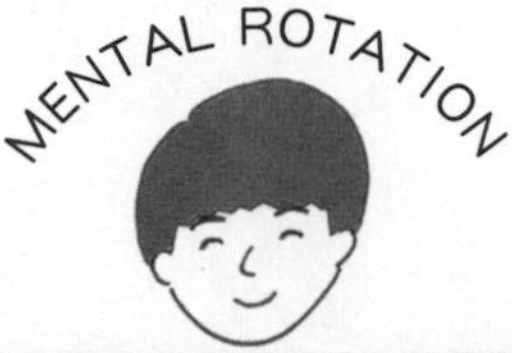

這樣的角度

範例

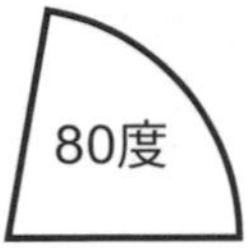

請選出角度是
40度的所有圖形

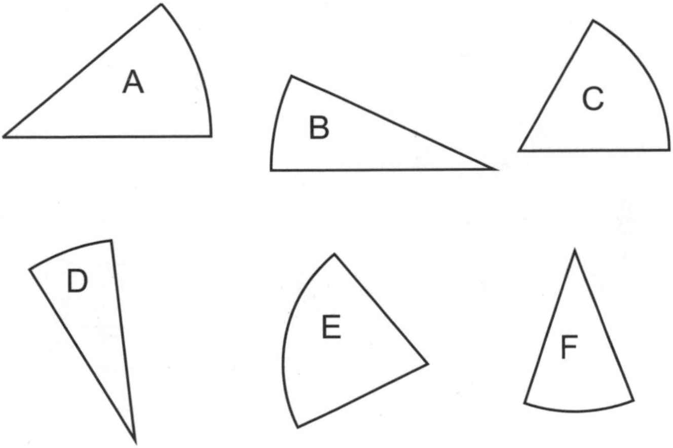

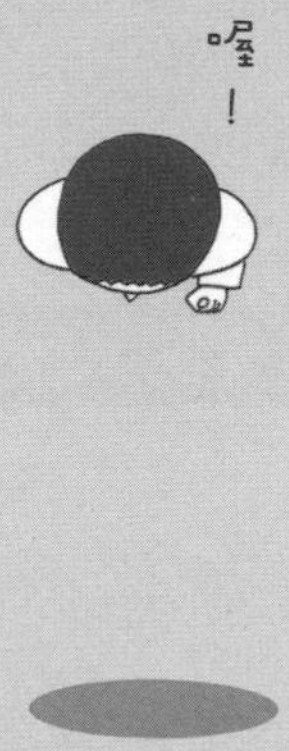

A、F

中級 問題

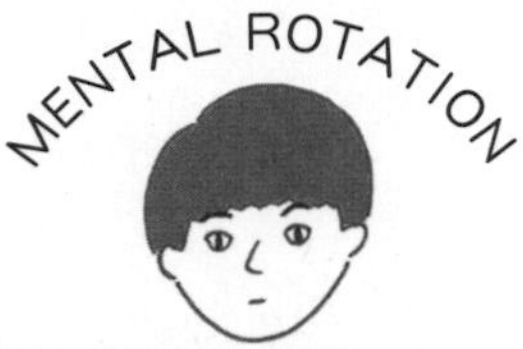

這樣的角度

範例

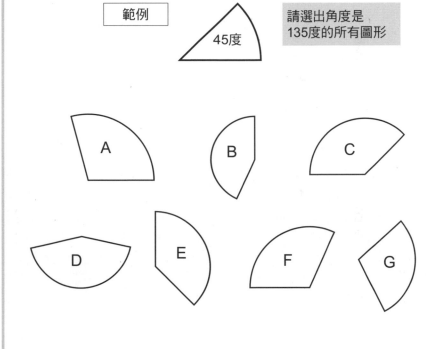

請選出角度是135度的所有圖形

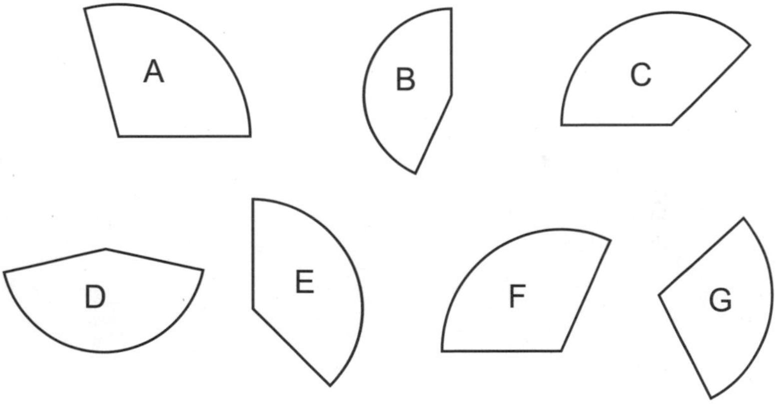

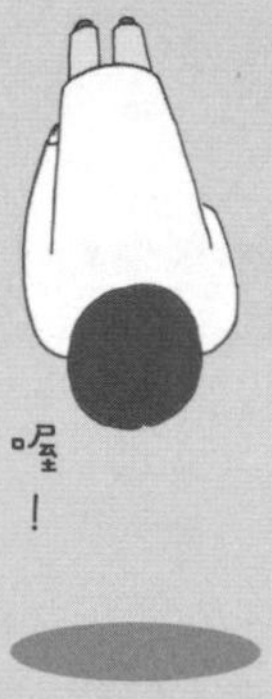

C、E

高級 問題

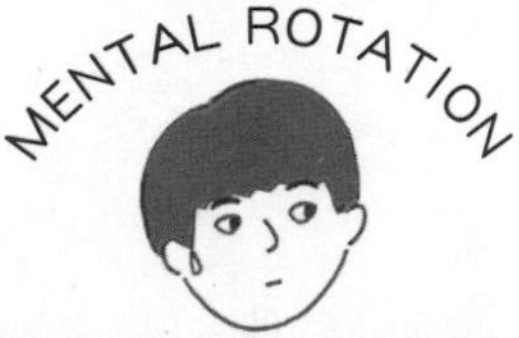

這樣的角度

範例

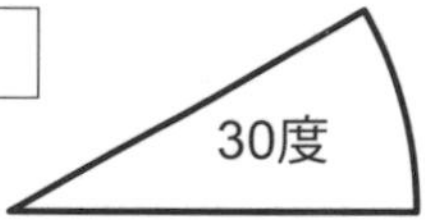

請選出角度是
210度的所有圖形

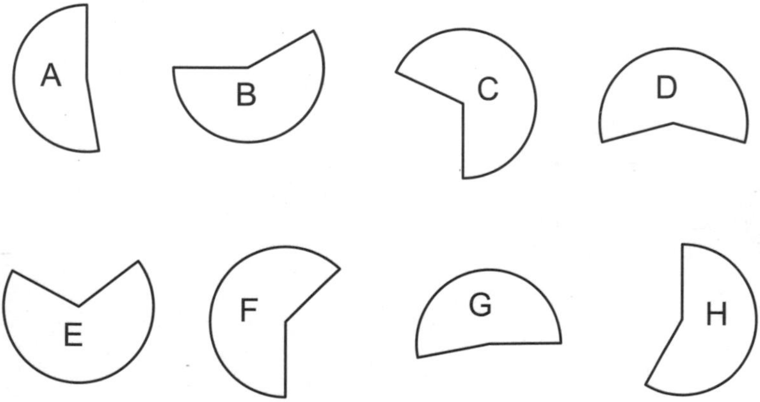

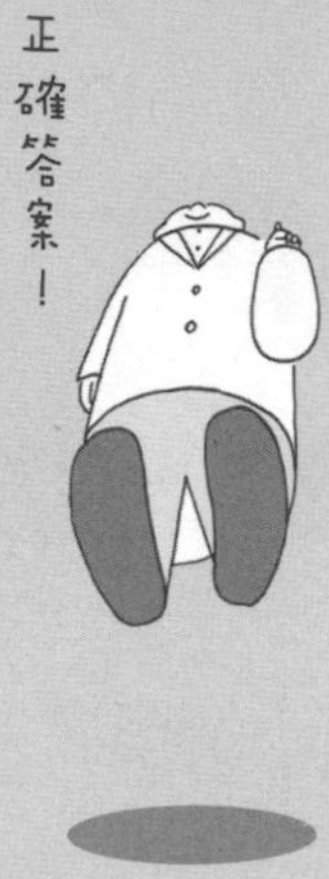

B、D、H

第2章

立體旋轉

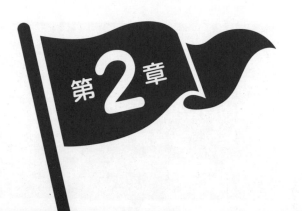

接下來，要自由地旋轉「三次元」物體了。如果你覺得超級初級的問題也很難回答，為了更容易想像，不妨放個「箱子」在身邊，邊看箱子邊作答。

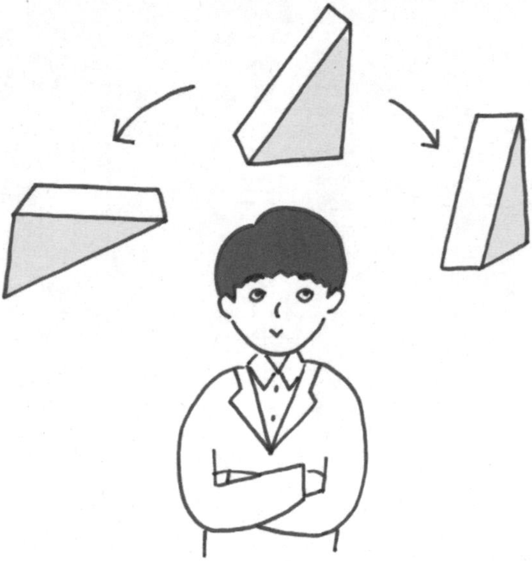

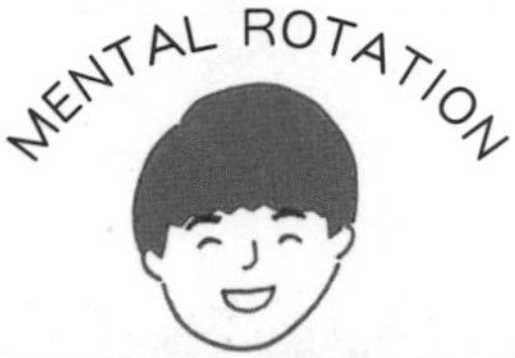

立體圖形旋轉

虛線的旁邊有一個灰色圖形。沿著虛線轉動這個圖形一圈後，會變成何種立體形狀？

範例

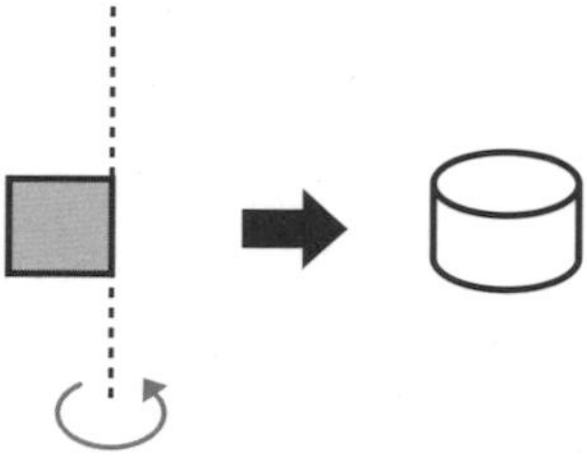

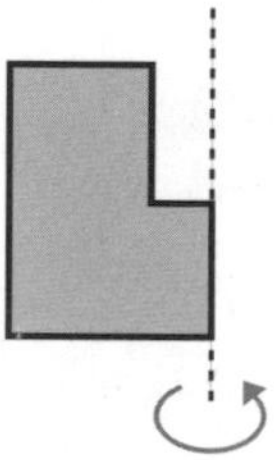

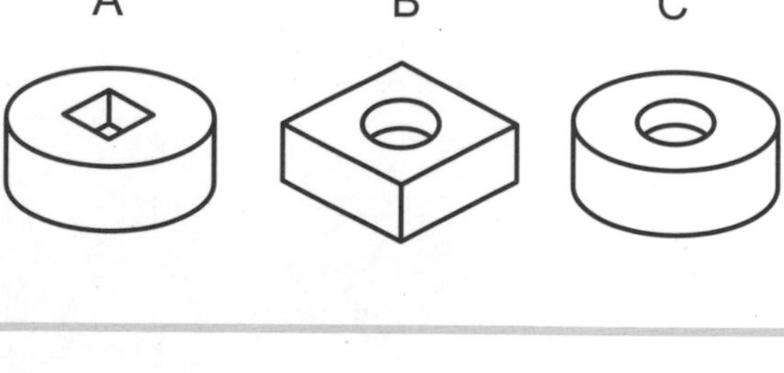

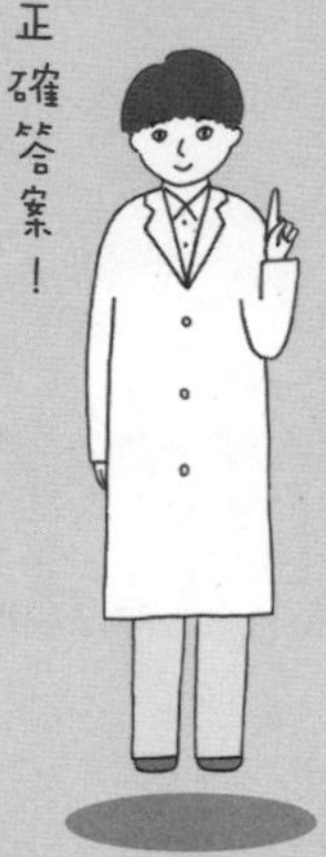

C

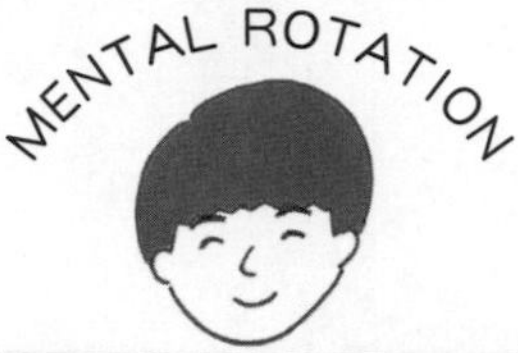

立體圖形旋轉

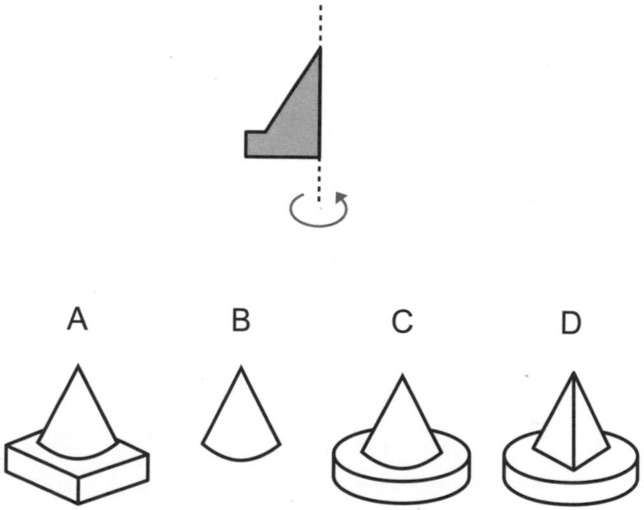

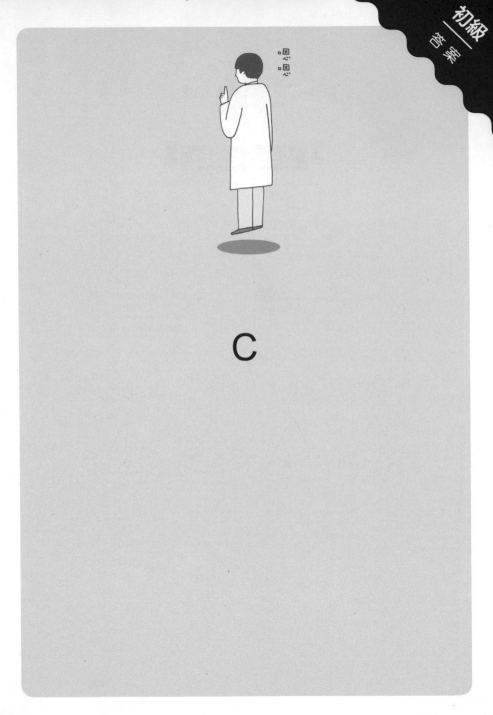

C

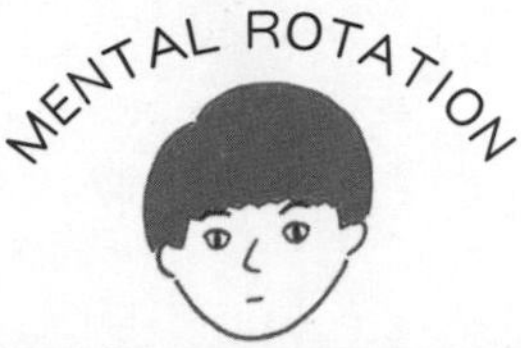

立體圖形旋轉

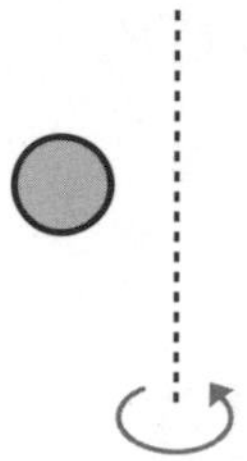

A　B　C　D

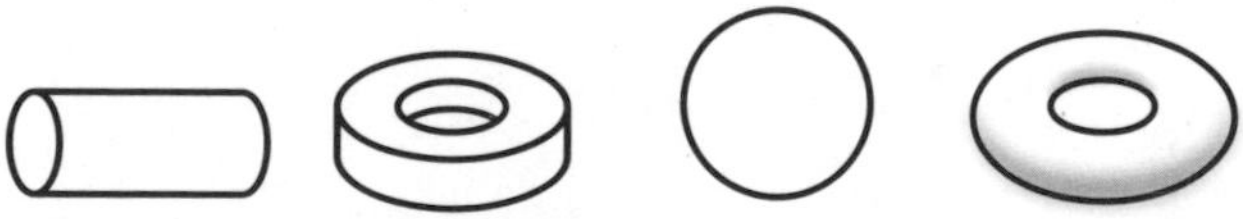

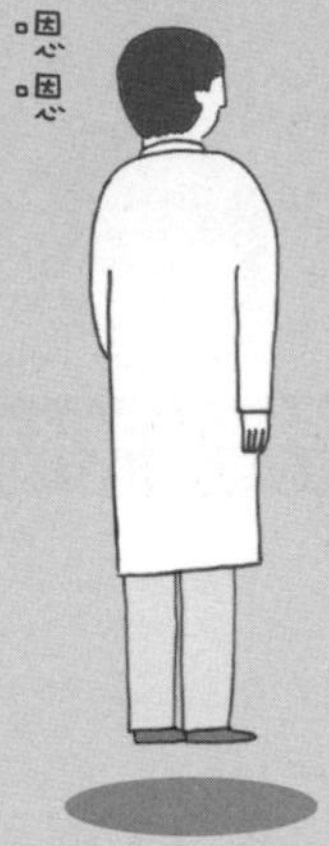

D

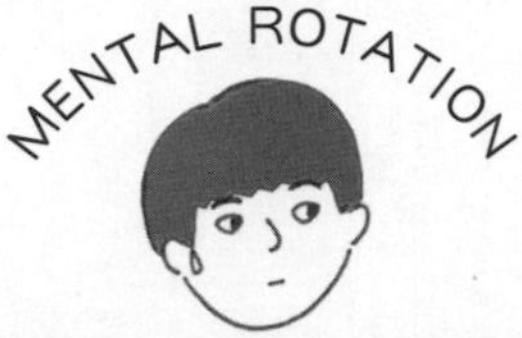

立體圖形旋轉

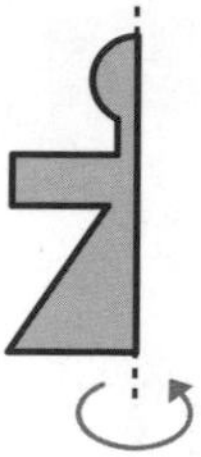

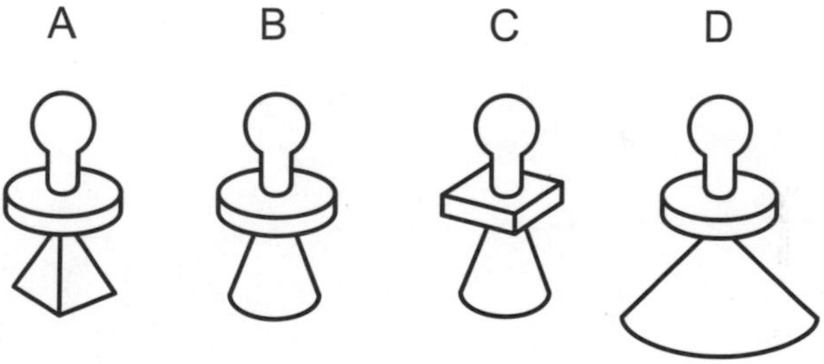

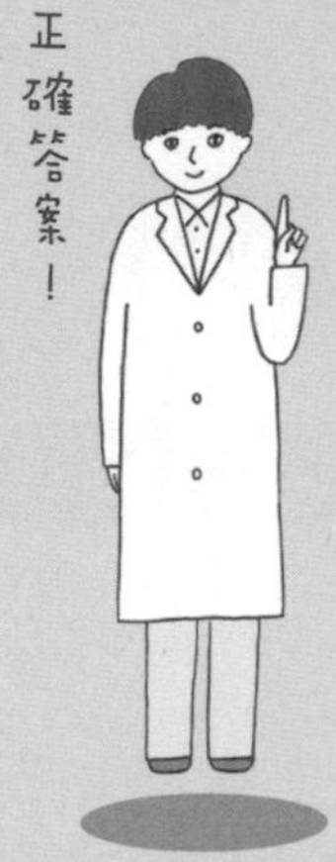

B

超初級
問題

MENTAL ROTATION

合體方塊

將框框裡的方塊與A～D當中的一個合體，會得到一個3x3x3的大立體方塊。究竟要與A～D當中的哪一個合體呢？可以變動方塊的旋轉方向。

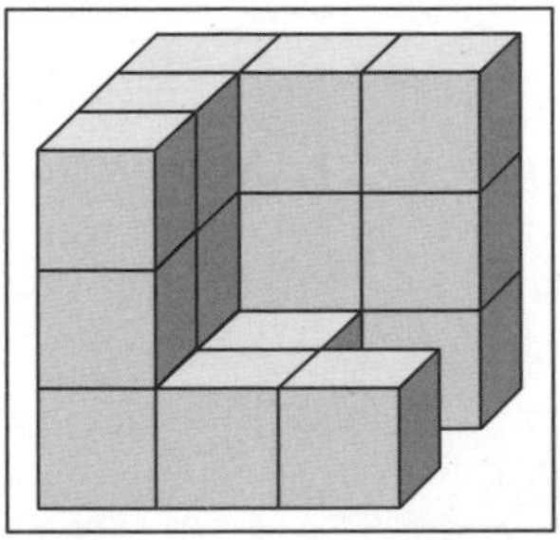

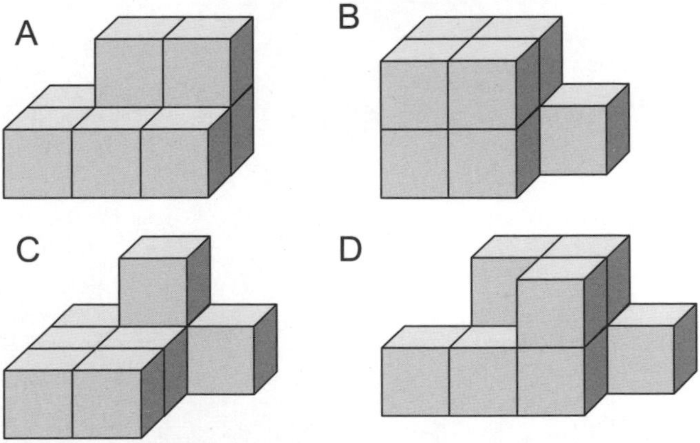

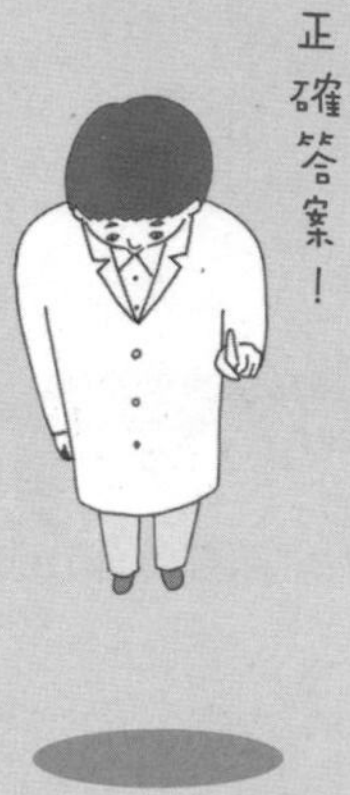

B

初級
問題

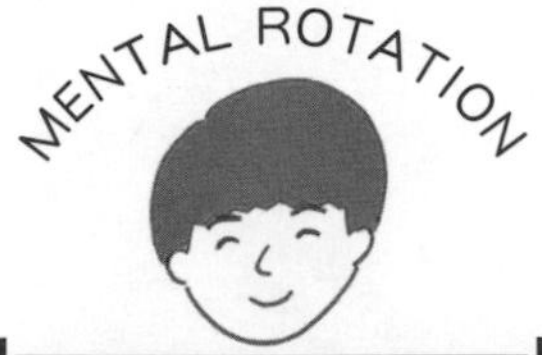

合體方塊

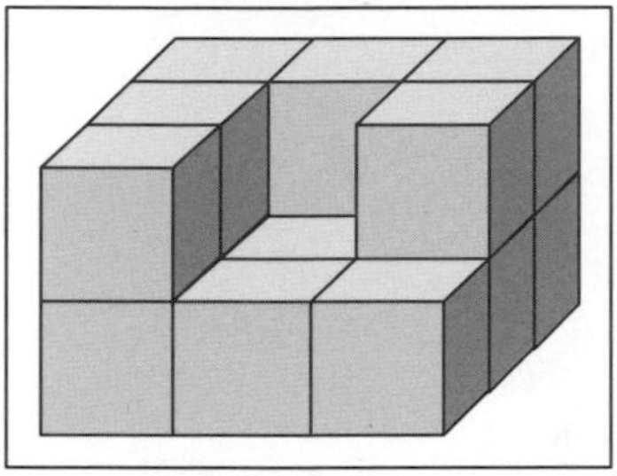

A

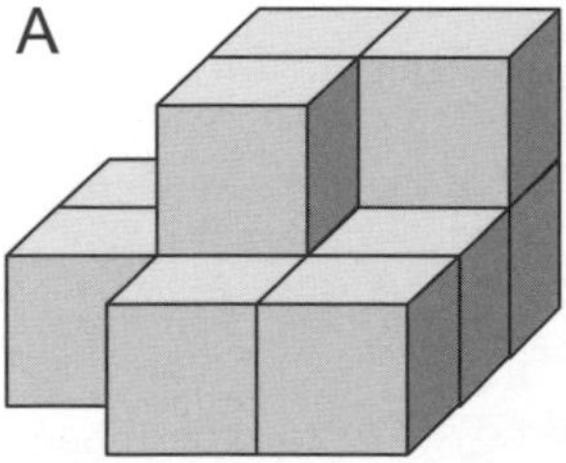

B

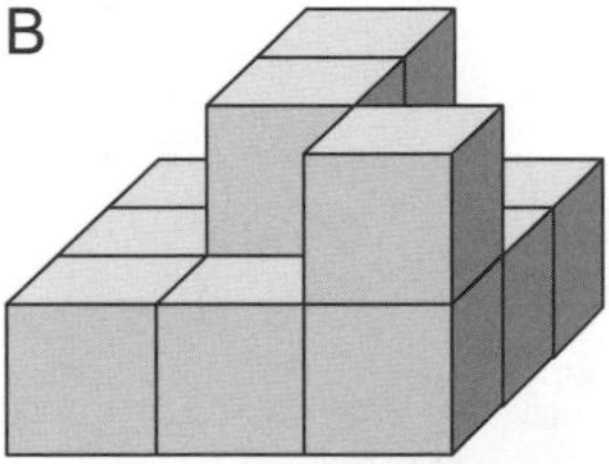

C

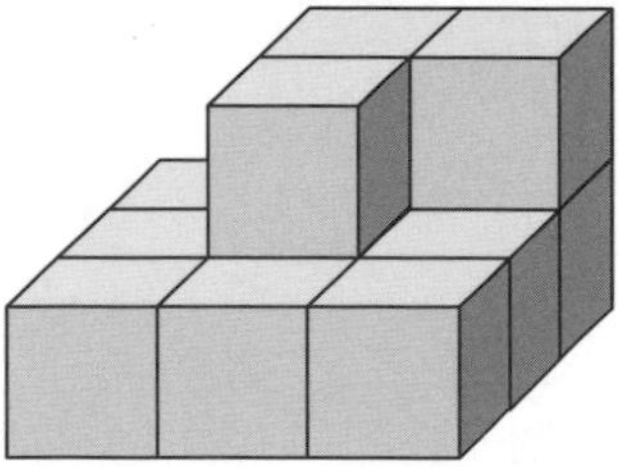

D

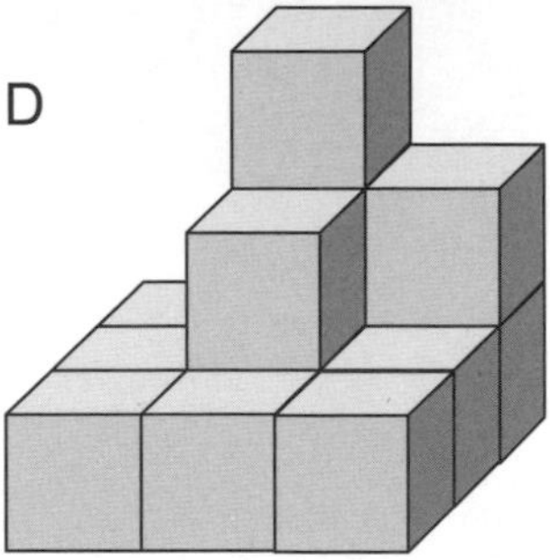

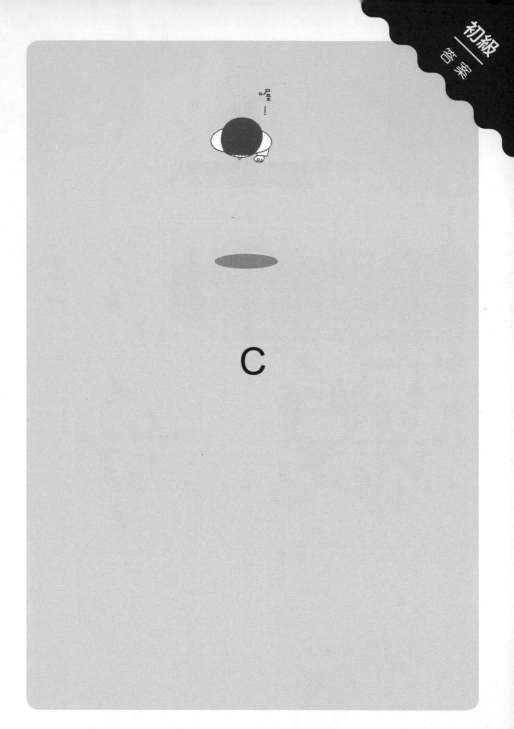

C

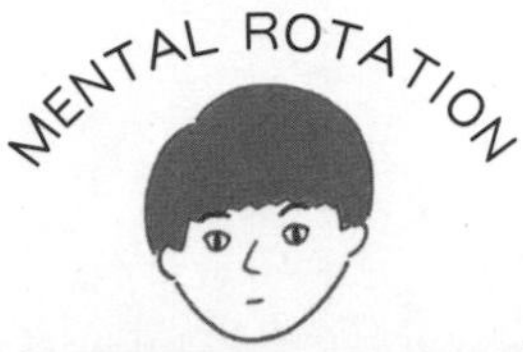

合體方塊

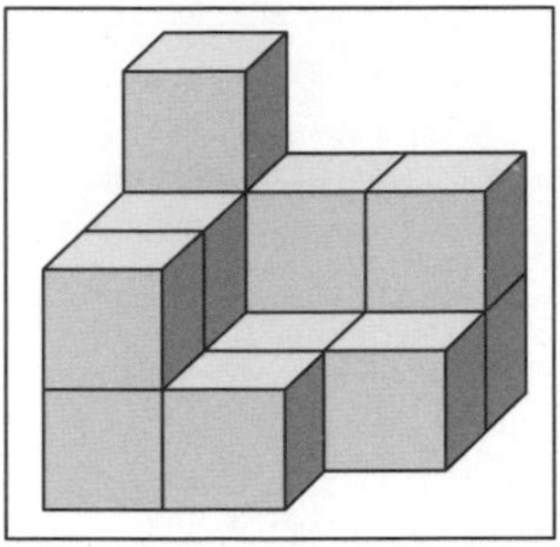

A

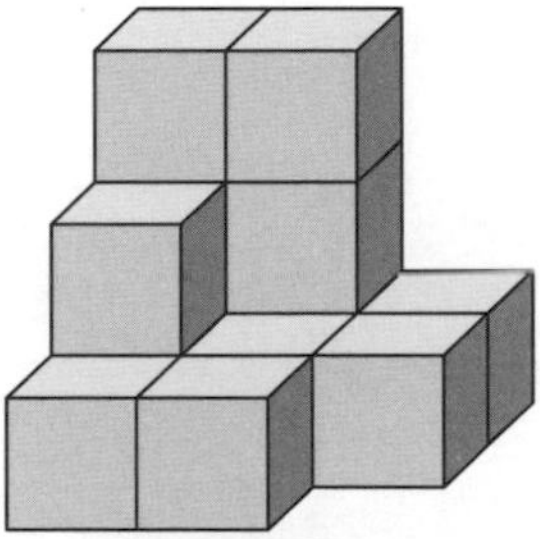

B

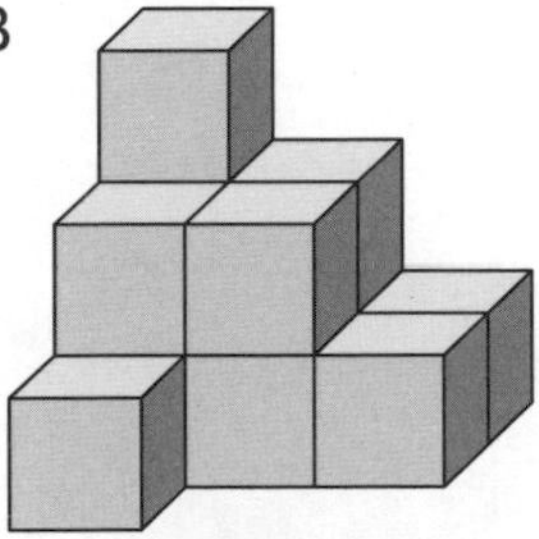

C

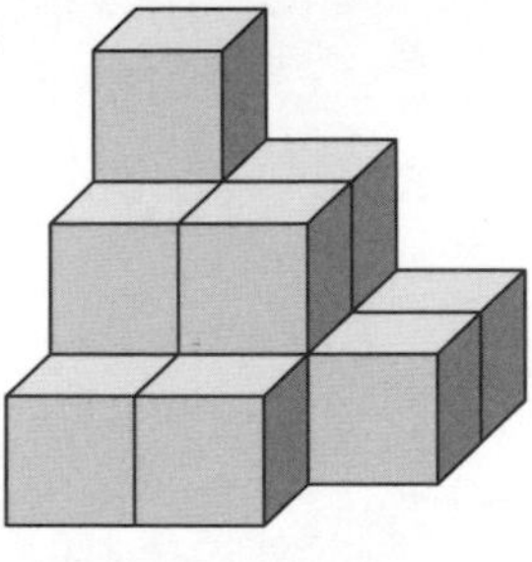

D

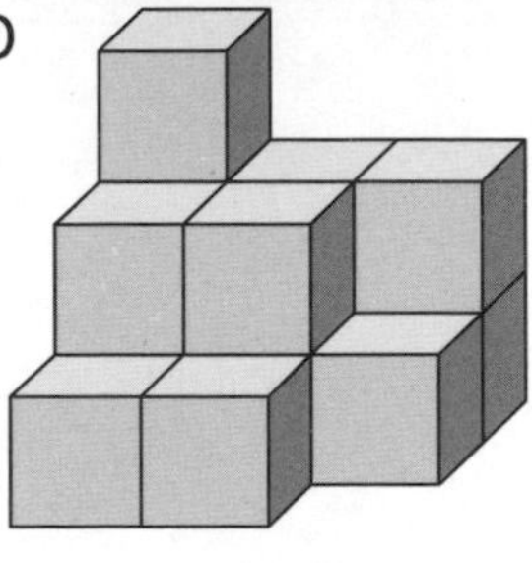

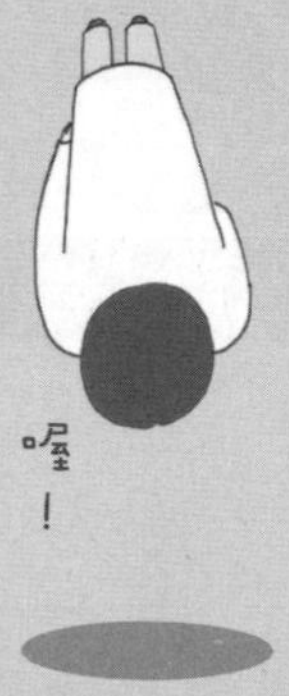

C

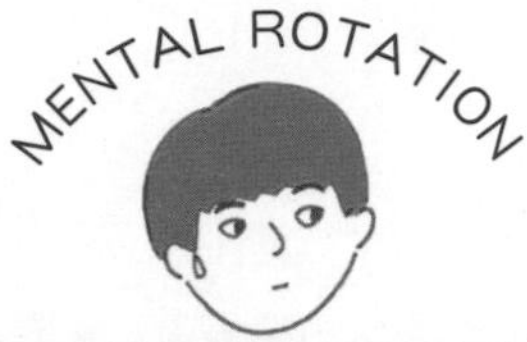

合體方塊

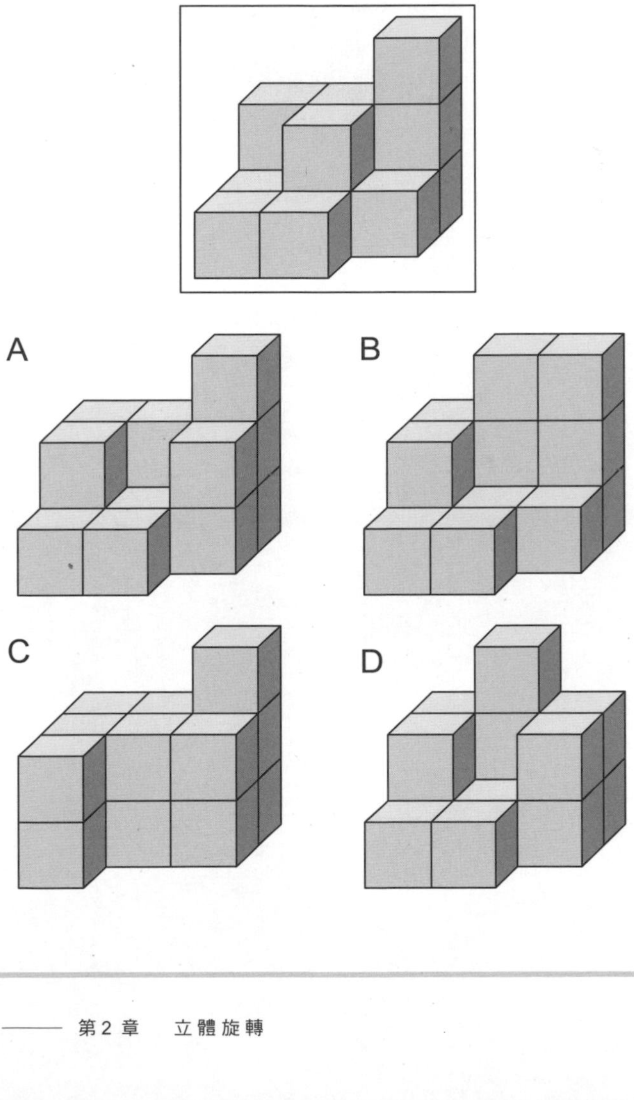

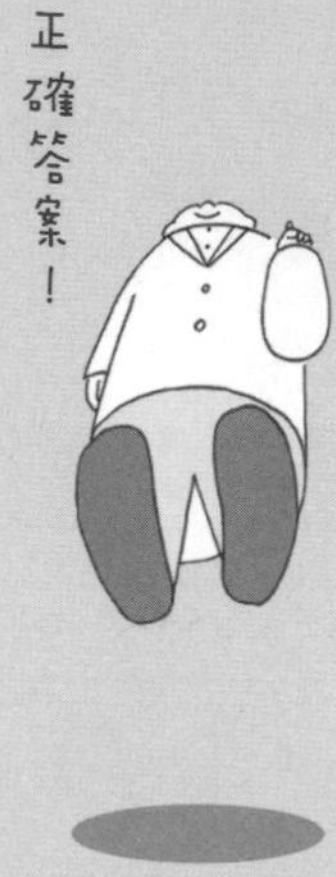

A

超初級
問題

MENTAL ROTATION

裁切立方體

沿著側邊黑點所在的平面，裁切立方體。裁切後的剖面會是哪種形狀？

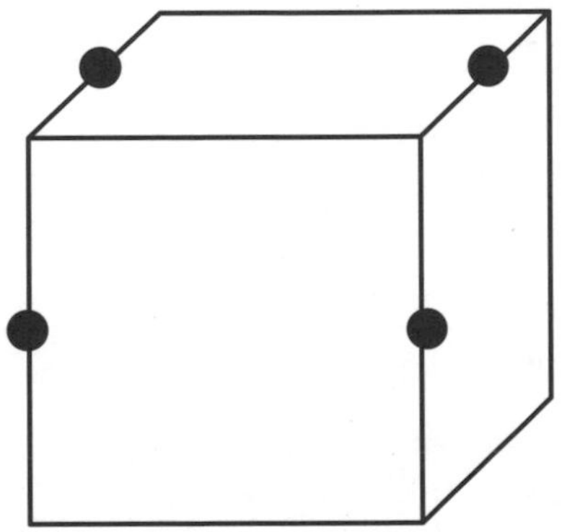

A 圓形 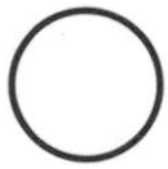

B 正三角形 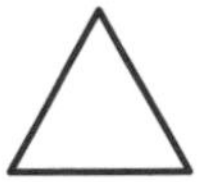

C 長方形 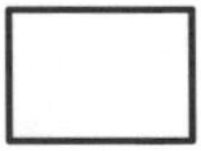

D L形 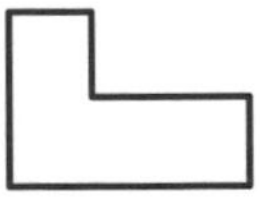

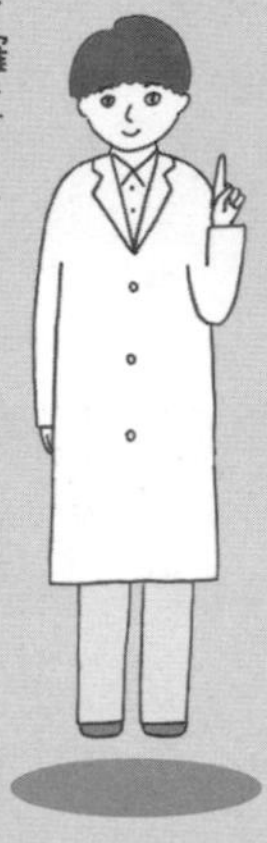

C

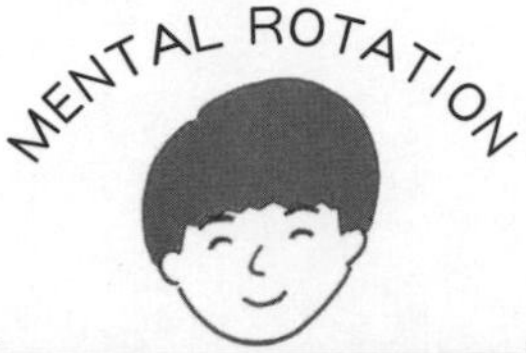

裁切立方體

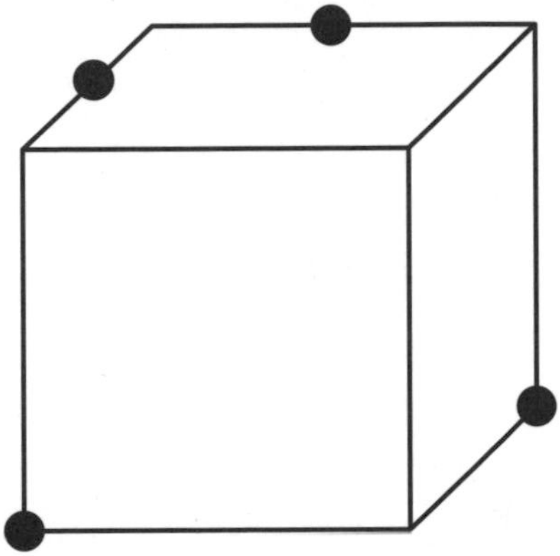

A 三角形 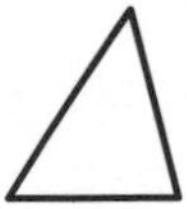

B 長方形 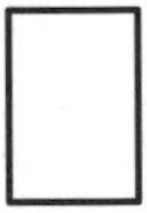

C 平行四邊形 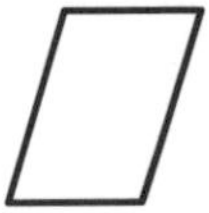

D 梯形 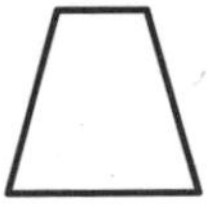

困り困り

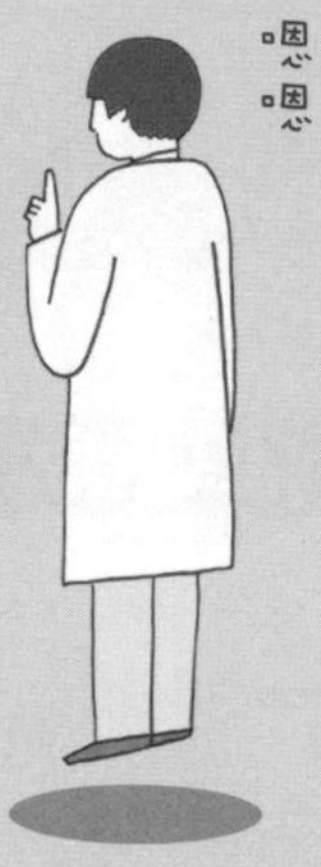

D

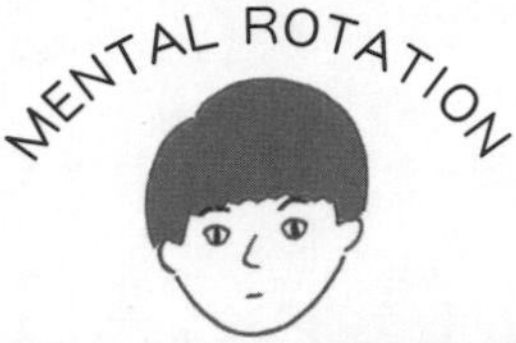

裁切立方體

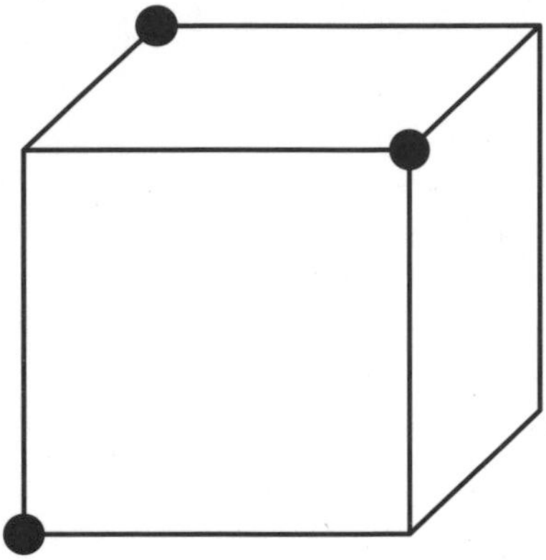

A 正三角形 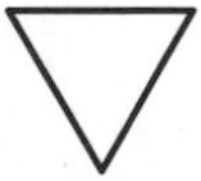

B 直角三角形 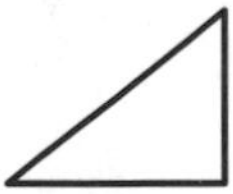

C 正方形 

D 菱形 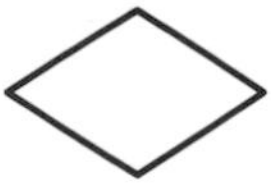

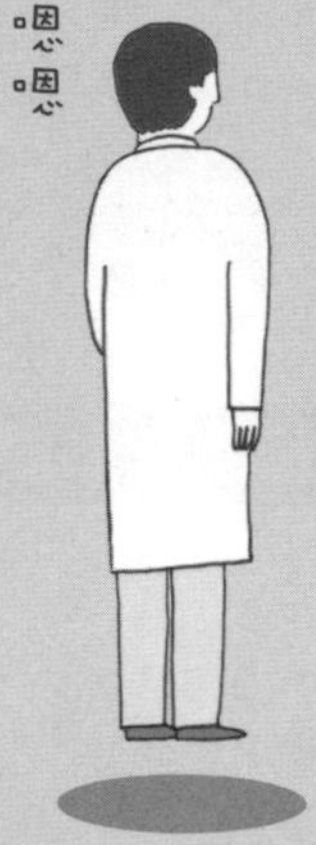

A

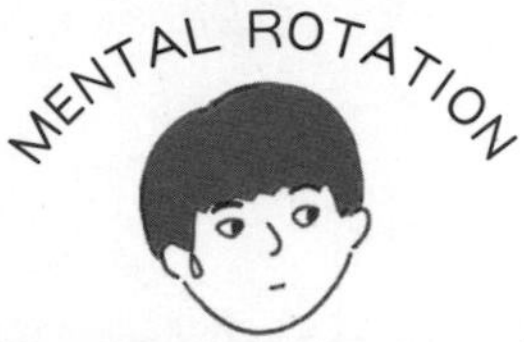

裁切立方體

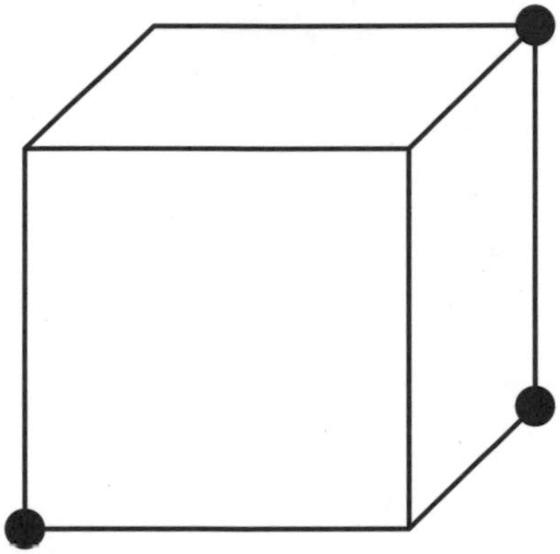

A 等腰三角形 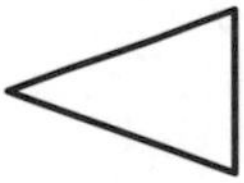

B 直角三角形 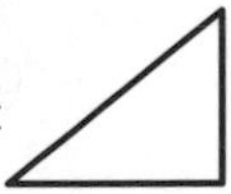

C 長方形 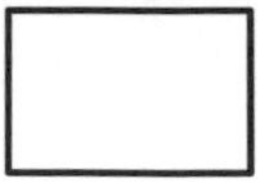

D 梯形 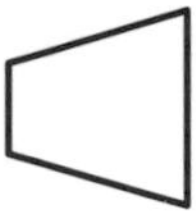

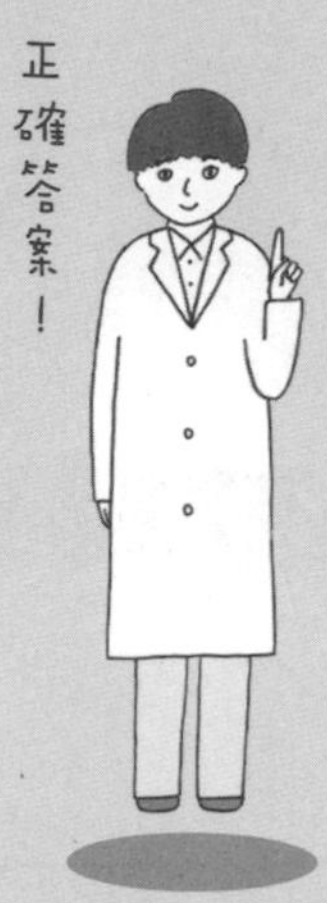

C

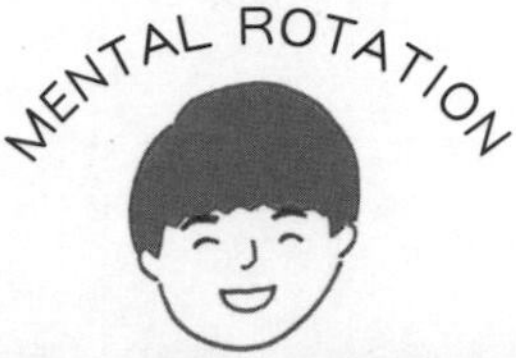

滾骰子

沿著方格滾動骰子，不要讓骰子滑移。翻轉至終點時，最上面會是幾點呢？關於骰子各面的點數，1的對面是6，2的對面是5，3的對面是4。

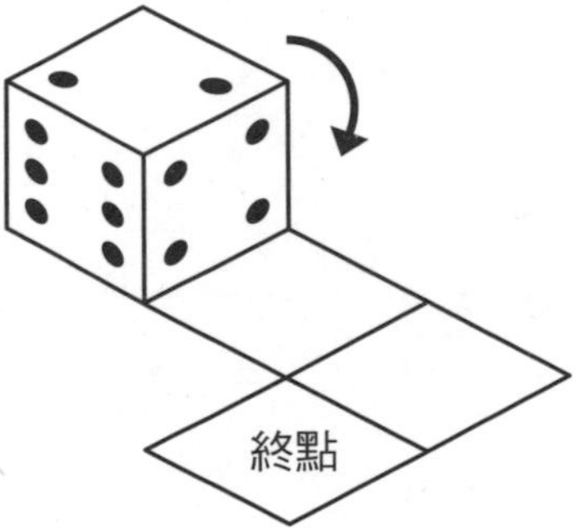

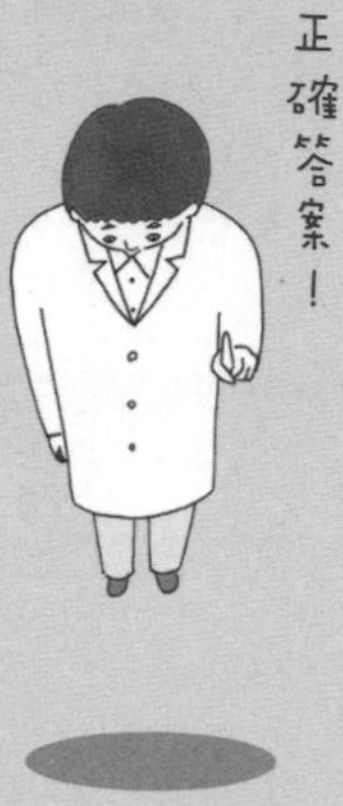

1

MENTAL ROTATION

滾骰子

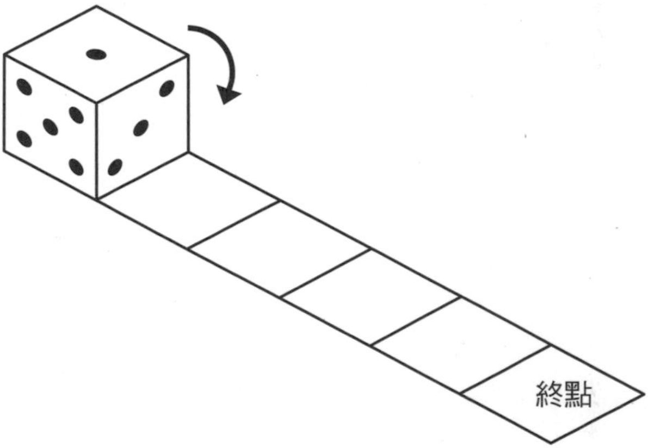

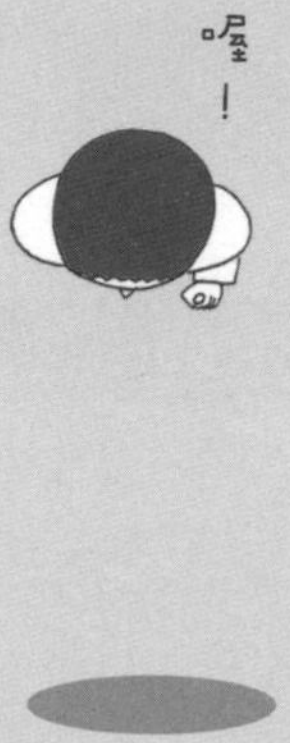

4

中級
問題

MENTAL ROTATION

滾骰子

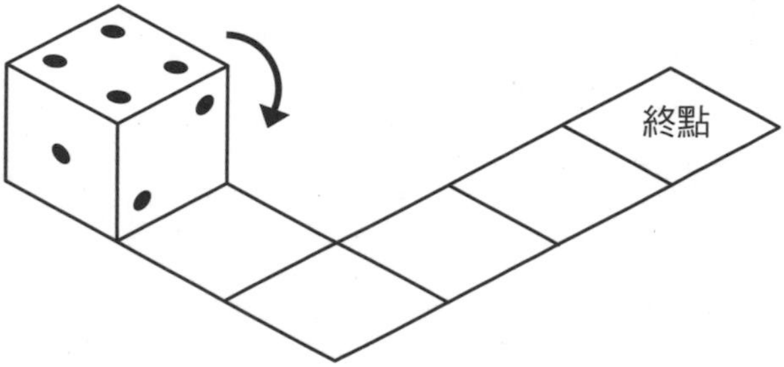

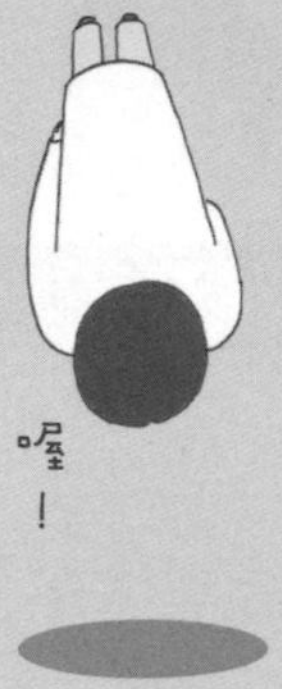

6

高級
問題

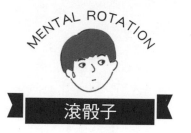

滾骰子

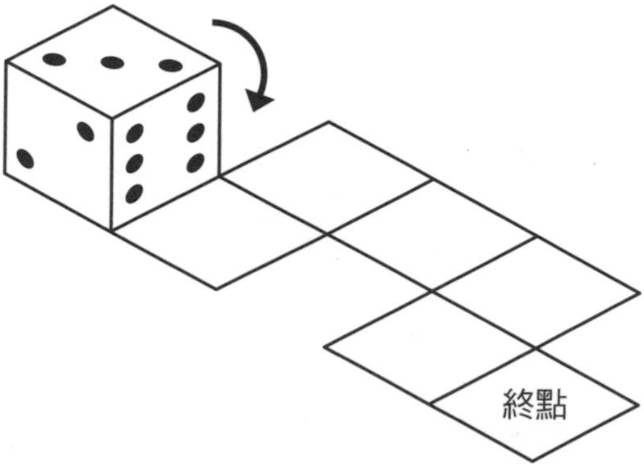

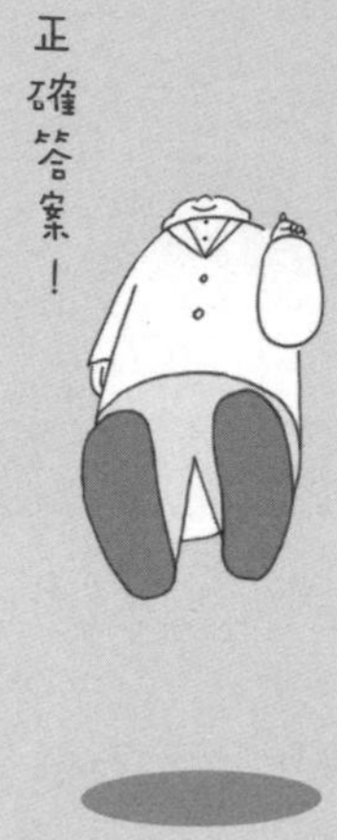

3

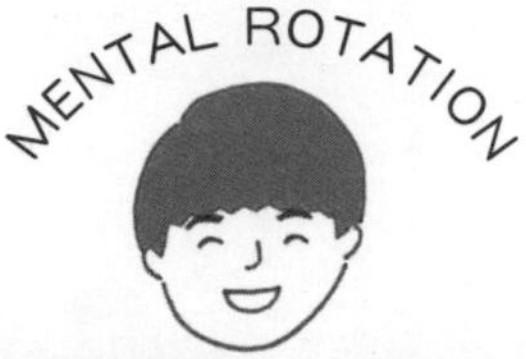

點、線、面

圖的立方體各有幾個頂點？幾個邊？幾個面？

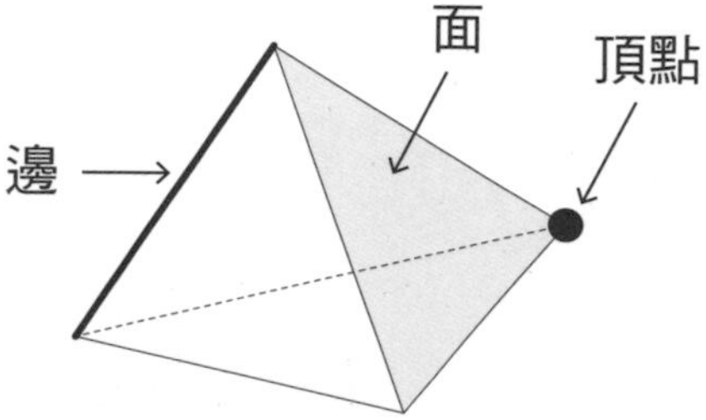

如果是三角錐，就有4個頂點、6個邊，4個面。

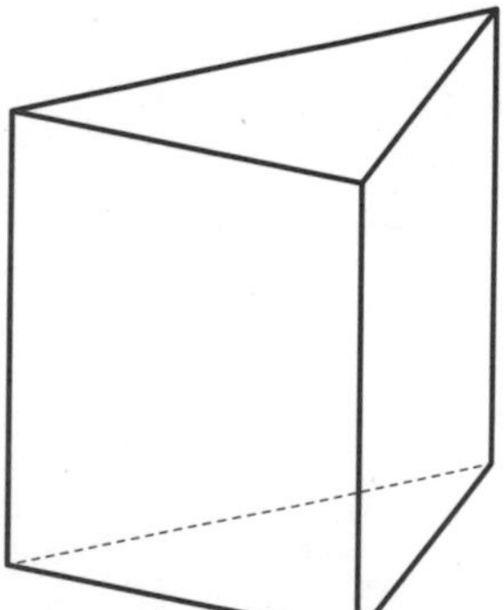

頂點

邊

面

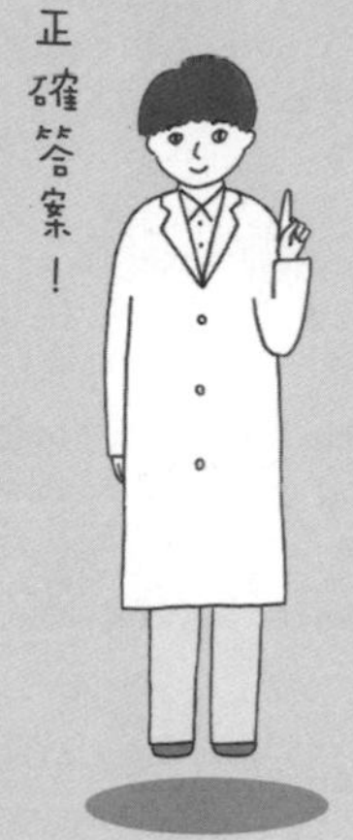

頂點	6
邊	9
面	5

初級
問題

MENTAL ROTATION

點、線、面

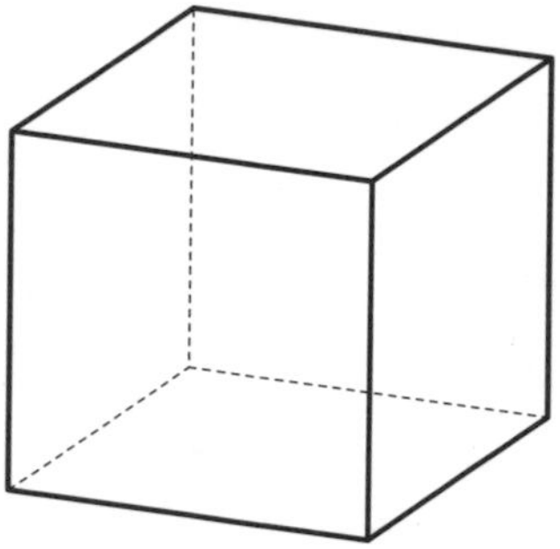

頂點

邊

面

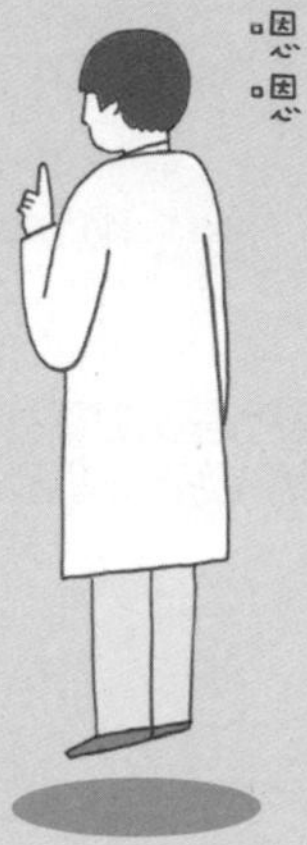

頂點	8
邊	12
面	6

中級
問題

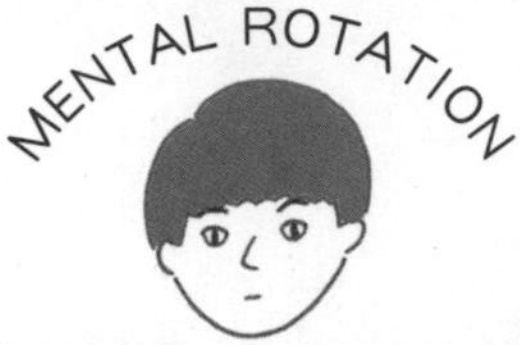

點、線、面

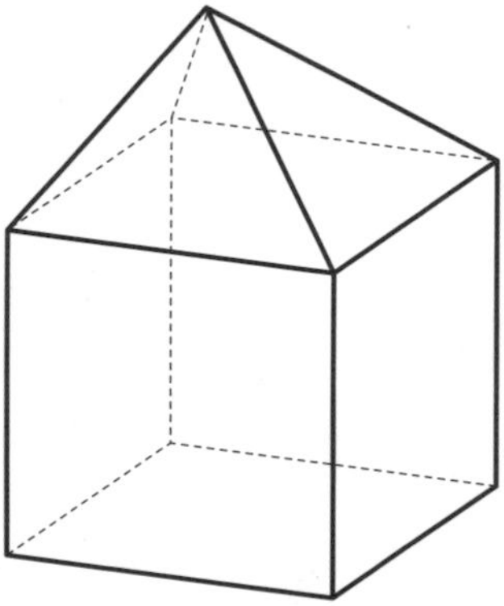

頂點 ☐

邊 ☐

面 ☐

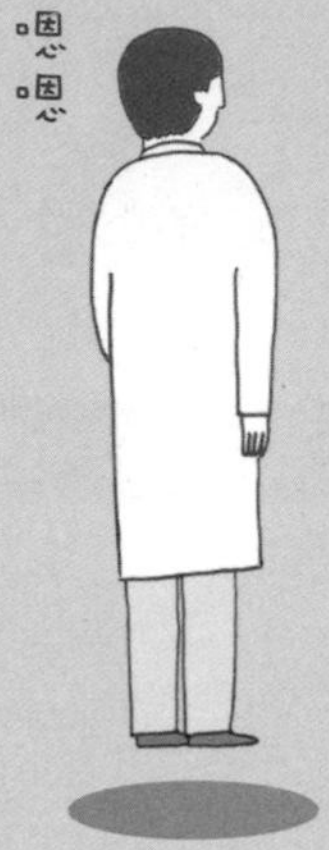

頂點	9
邊	16
面	9

高級
問題

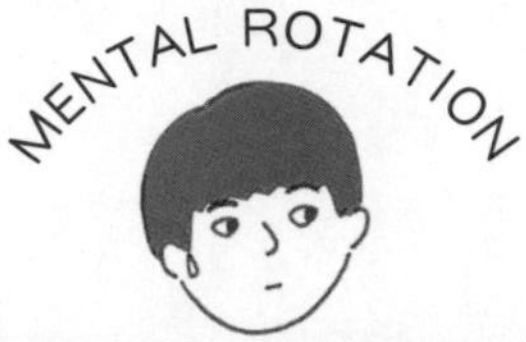

點、線、面

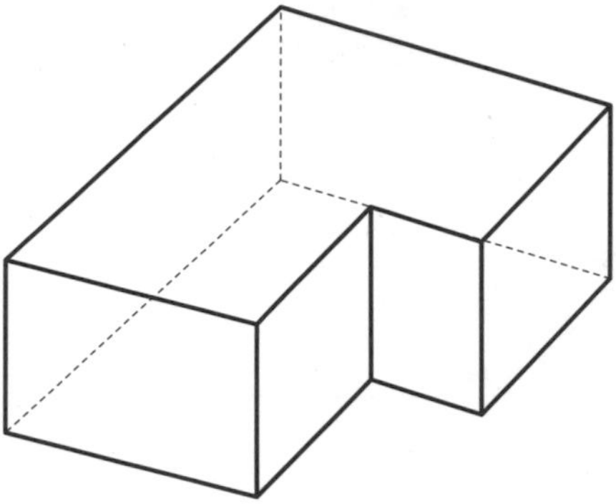

頂點

邊

面

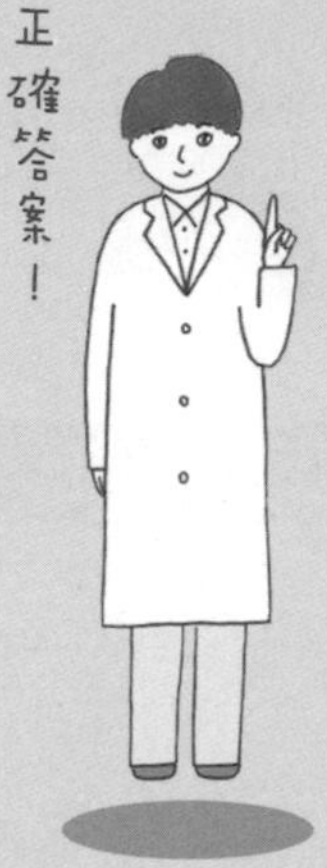

頂點	12
邊	18
面	8

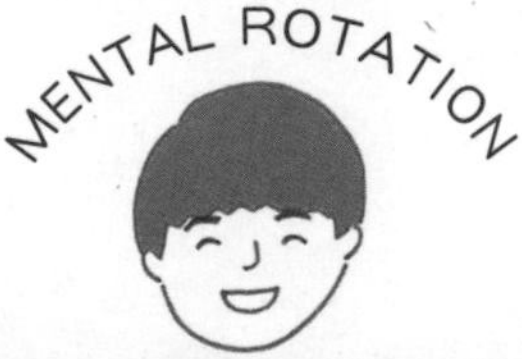

數方塊

大小相同的立方體，如圖示那樣堆疊著。每個圖各自是由幾個立方體堆疊而成的呢？
在看不見的陰影處，並沒有任何突出的部分或不自然的凹陷處。

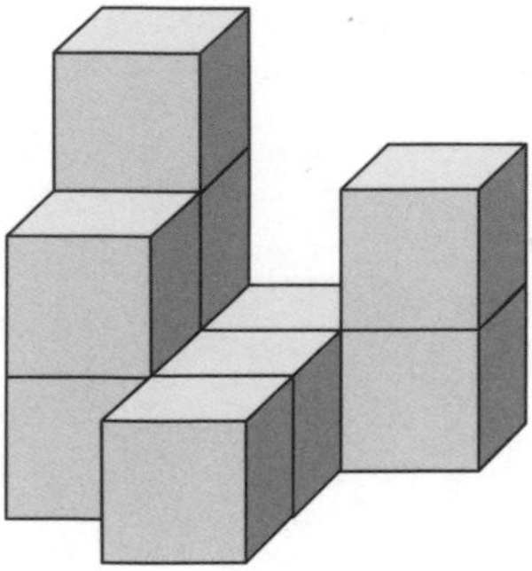

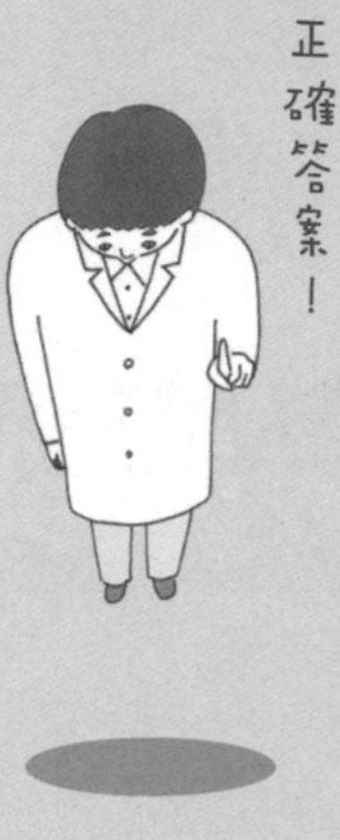

10個

初級
問題

MENTAL ROTATION

數方塊

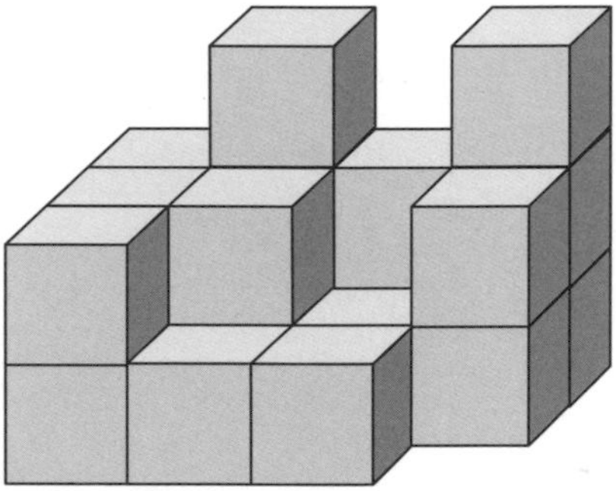

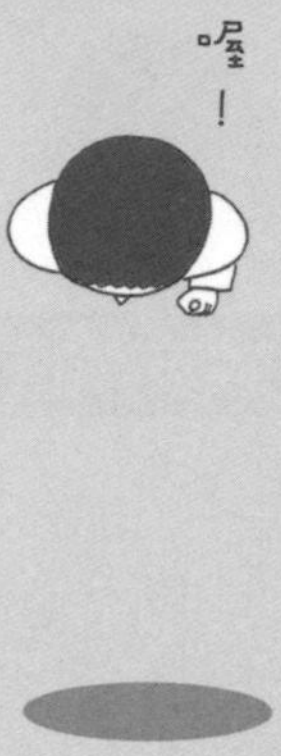

21個

中級 問題

MENTAL ROTATION

數方塊

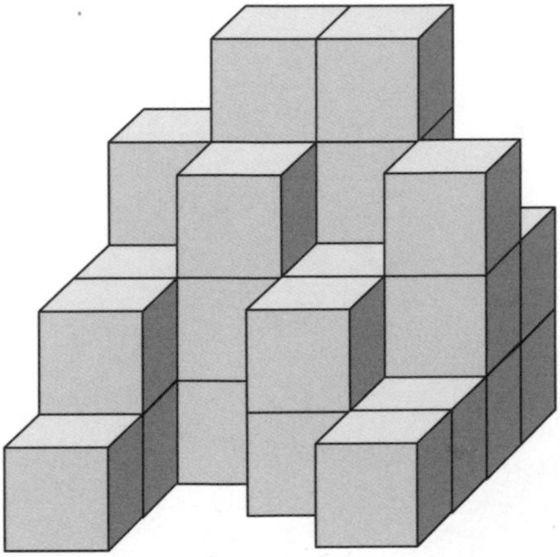

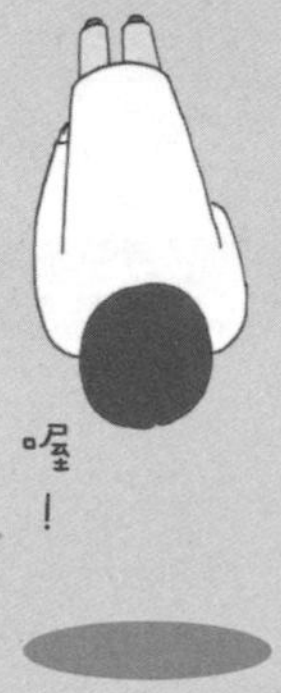

30個

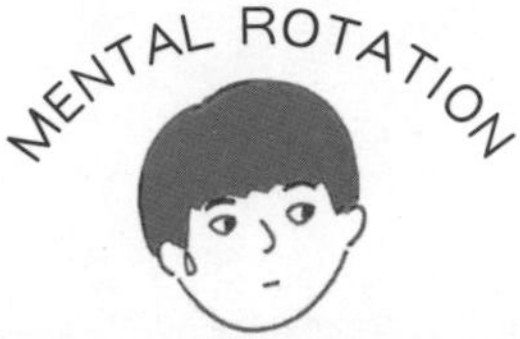

數方塊

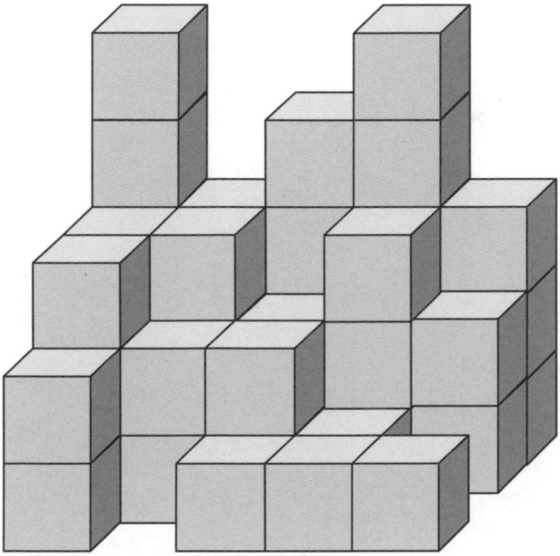

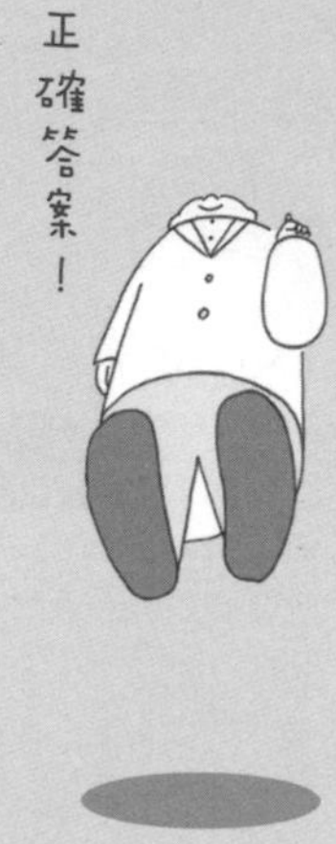

46個

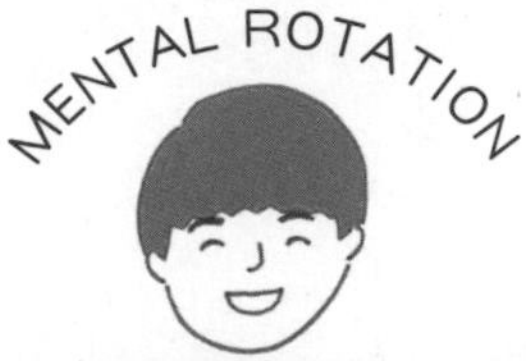

製作立體圖形

將每個答案的展開圖組合完畢之後，哪個會變成題目顯示的立體圖形呢？組裝後有洞、或是有兩個面重疊，都不算是正確的圖形。

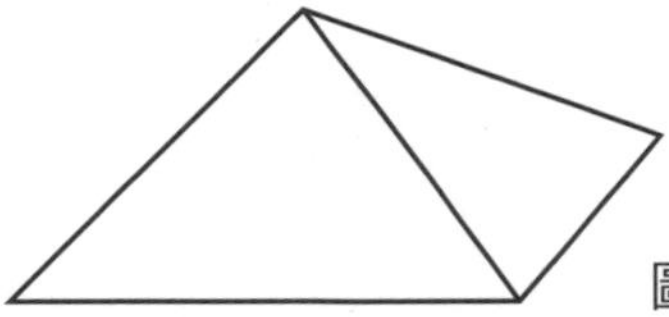

圖形是金字塔

A

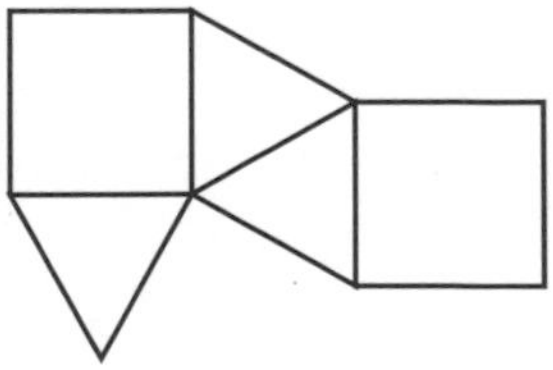

B

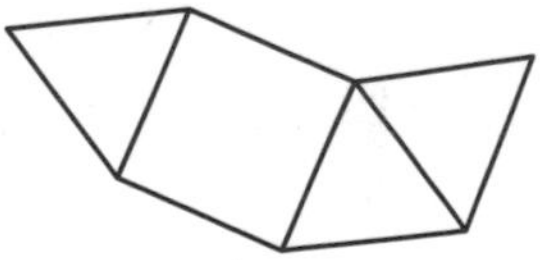

C

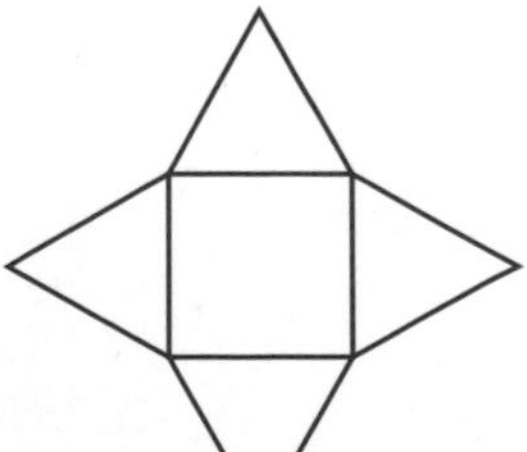

D

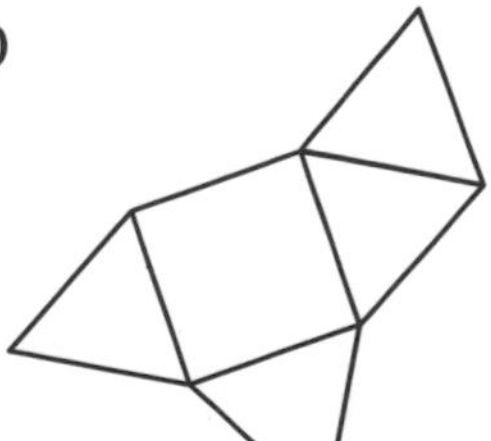

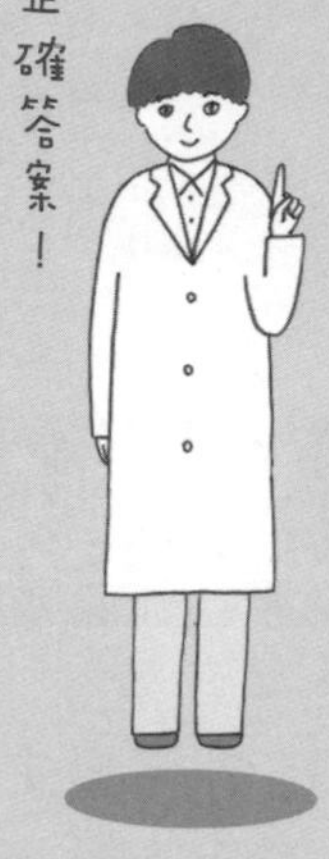

C、D

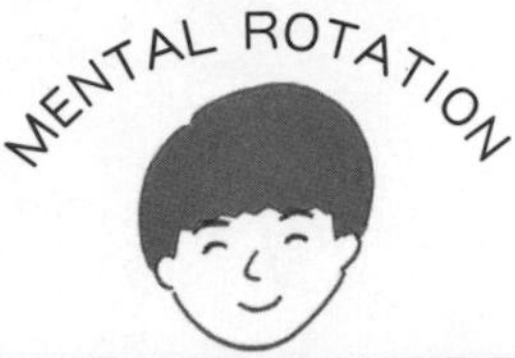

製作立體圖形

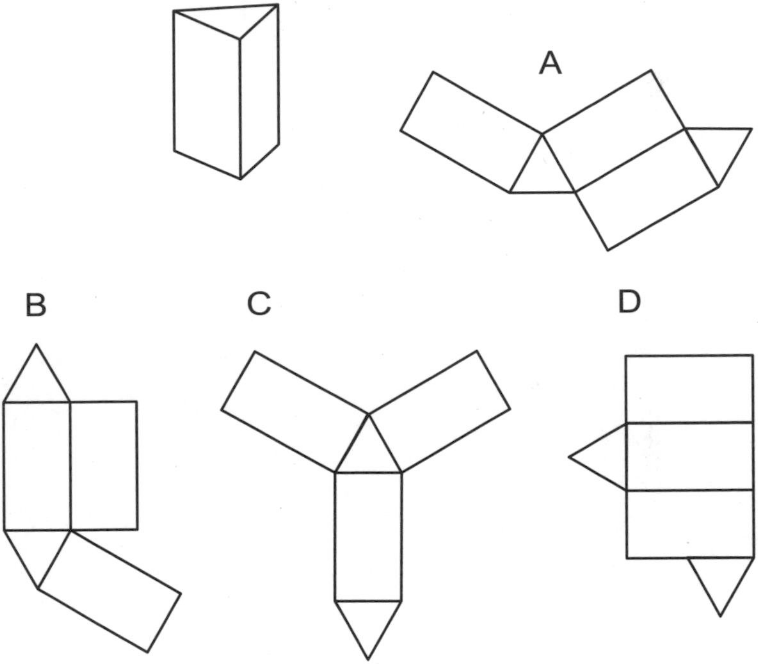

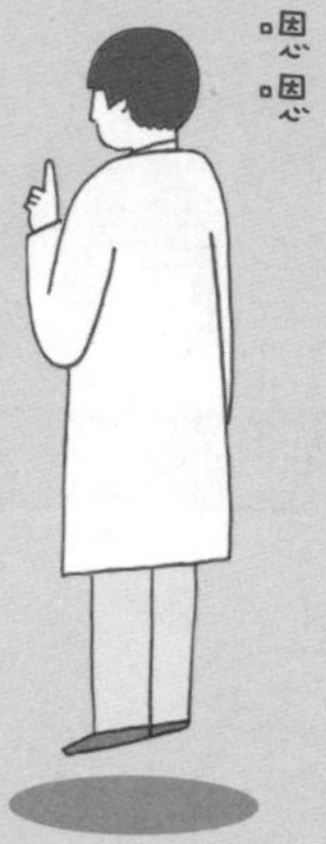

A、C

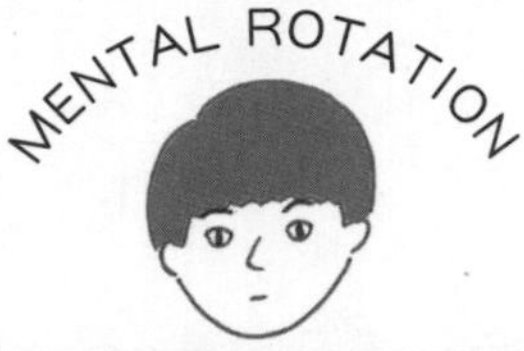

製作立體圖形

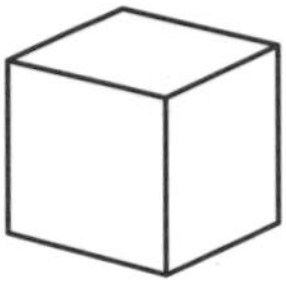

A

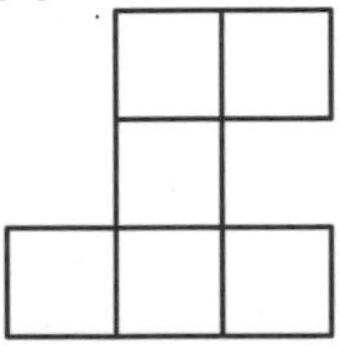

B

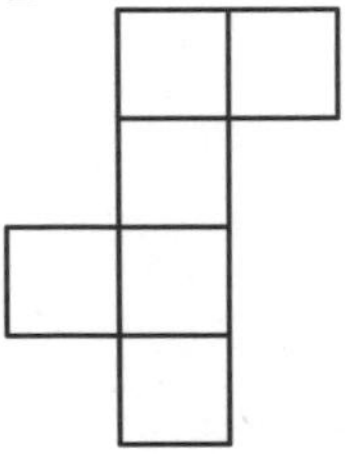

C

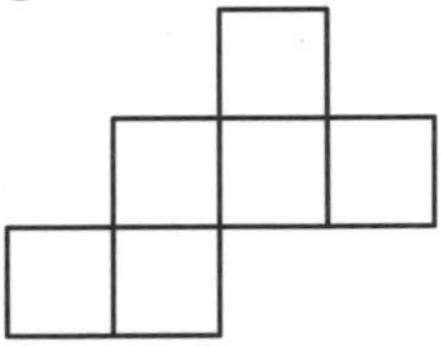

D

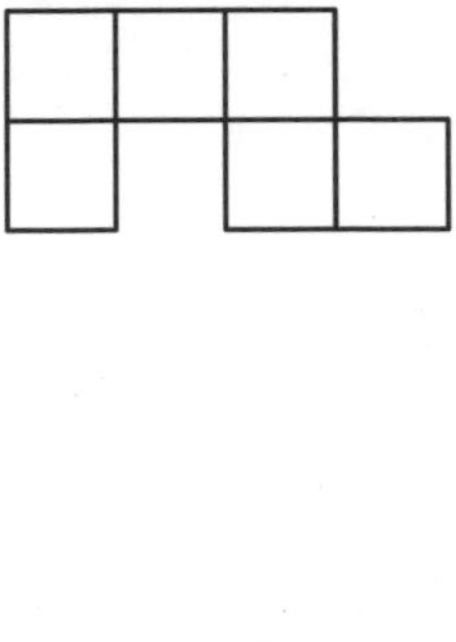

E

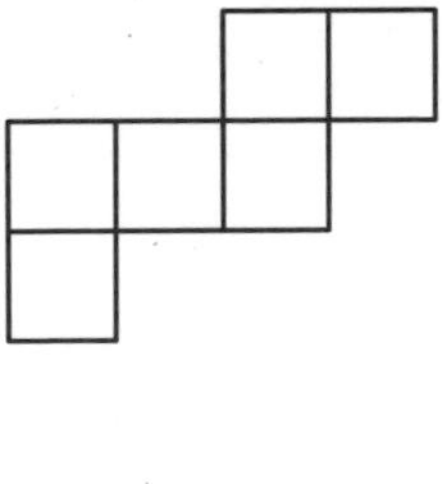

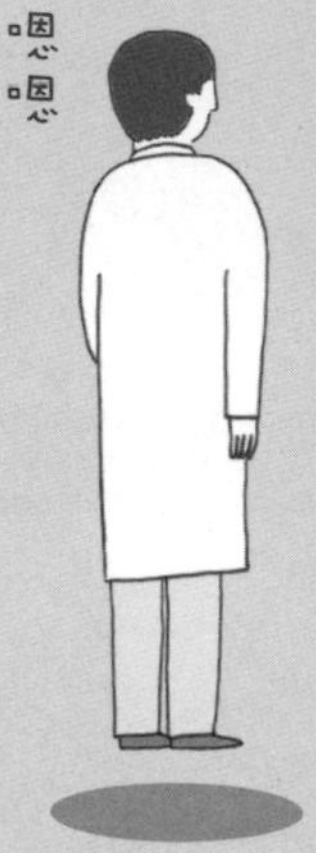

B、C、E

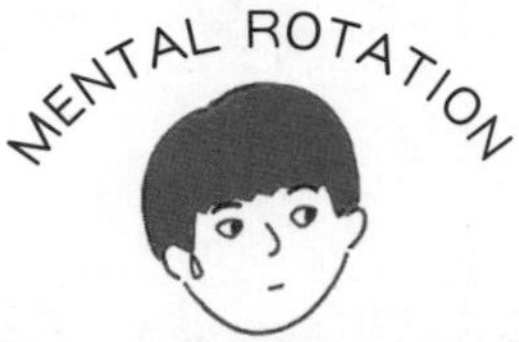

製作立體圖形

ᐯ表示面組裝△的位置。

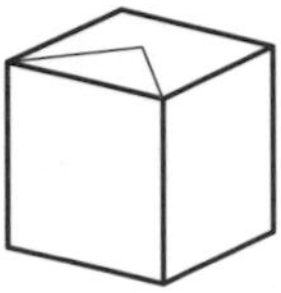

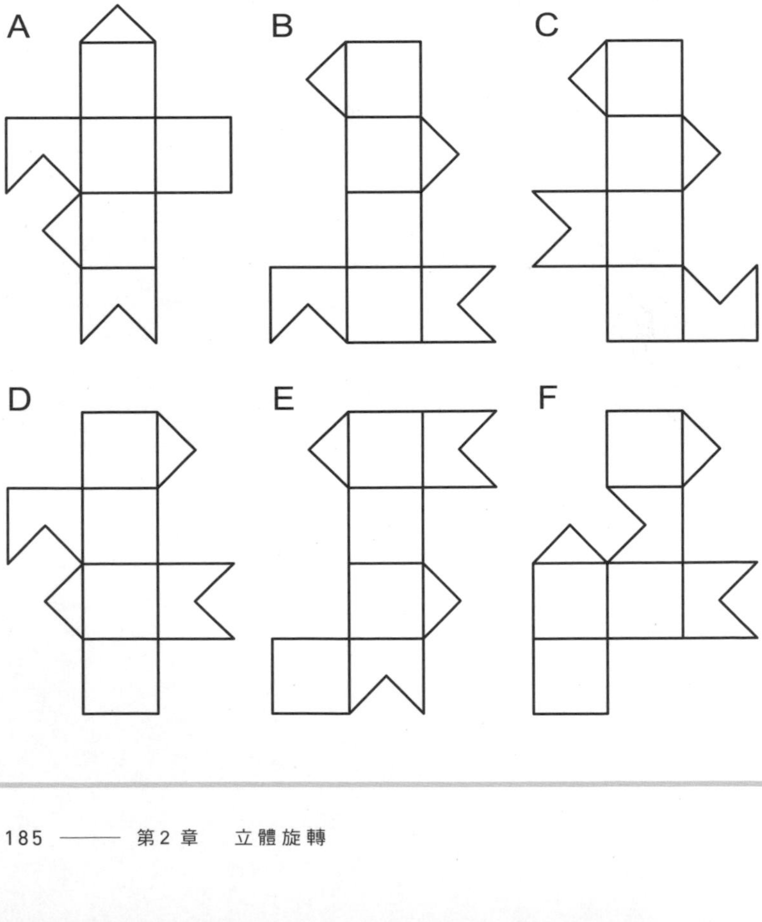

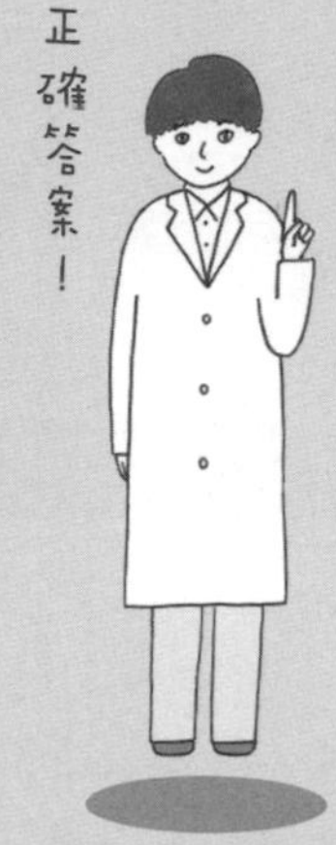

A、B、D、F

超初級
問題

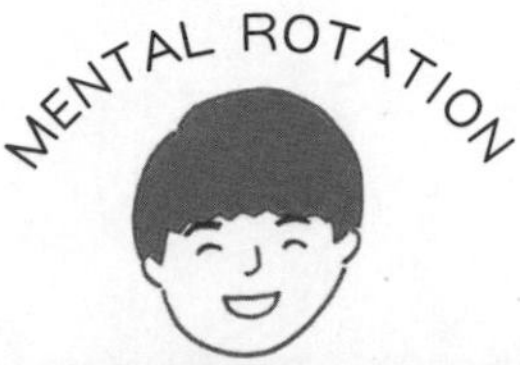

三層立體排列

把白球和黑球排成縱3個、橫3個，並分成3層。
請問，黑球成一直線的總共有幾列？

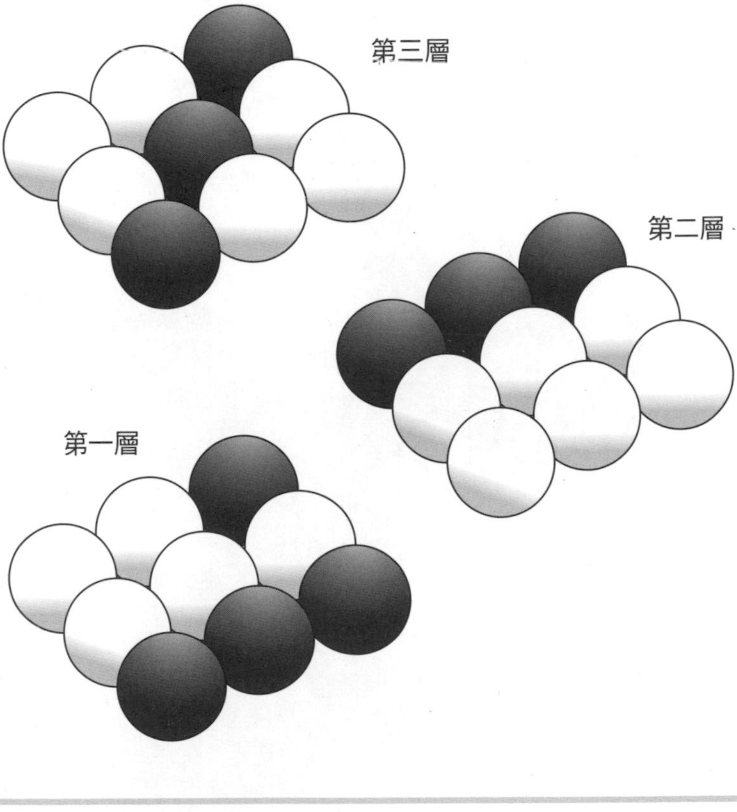

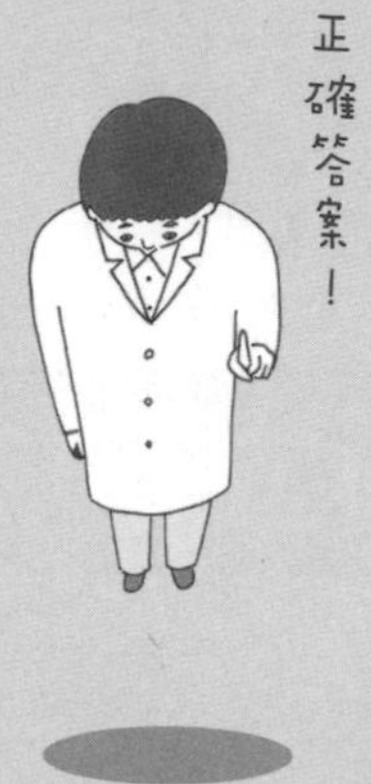

4列

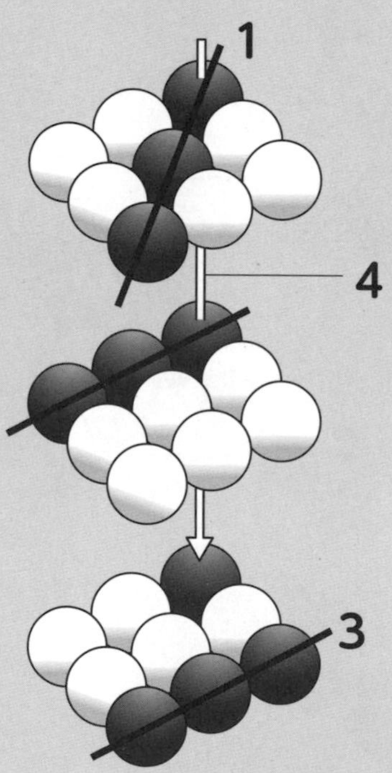

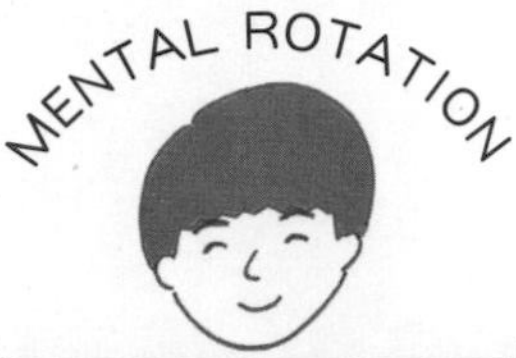

三層立體排列

第三層

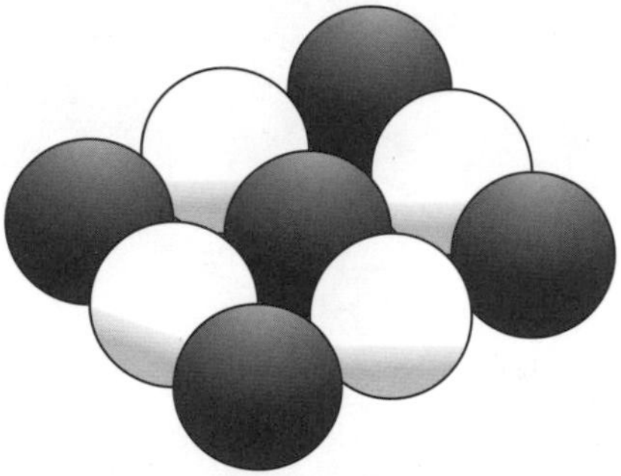

第二層

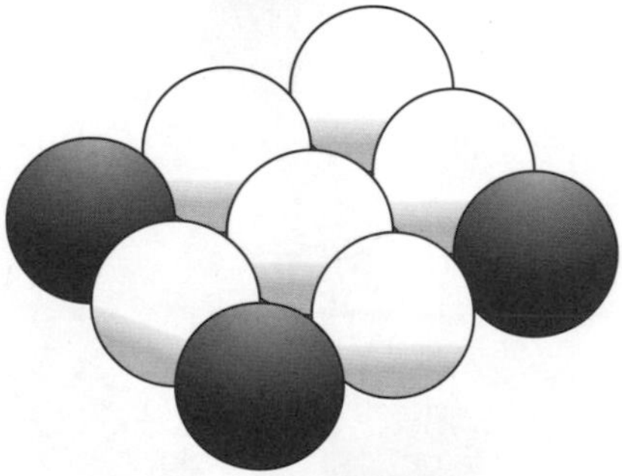

第一層

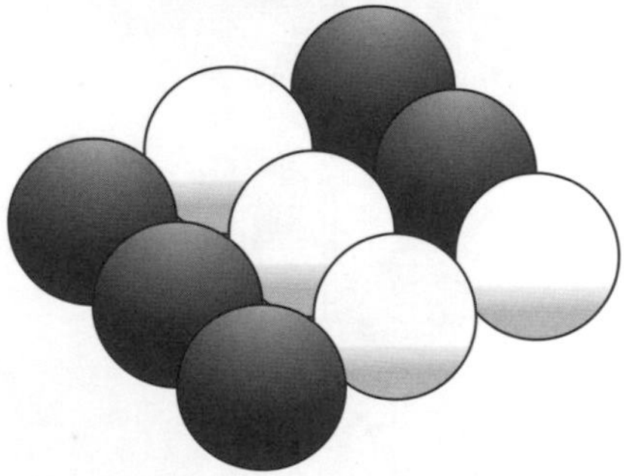

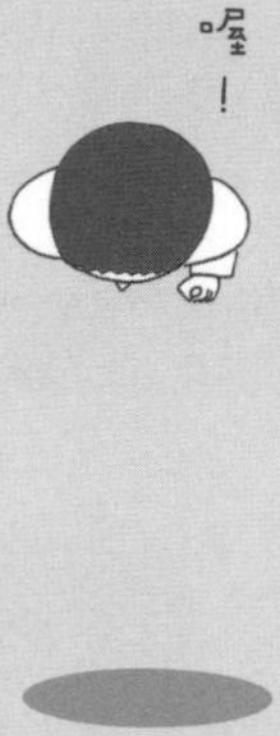

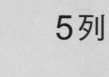

5列

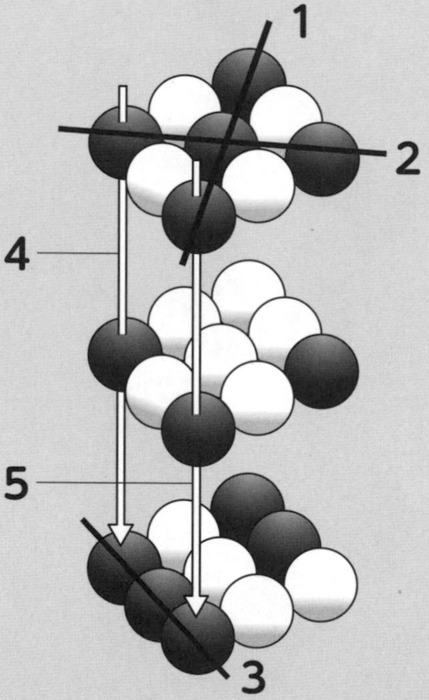

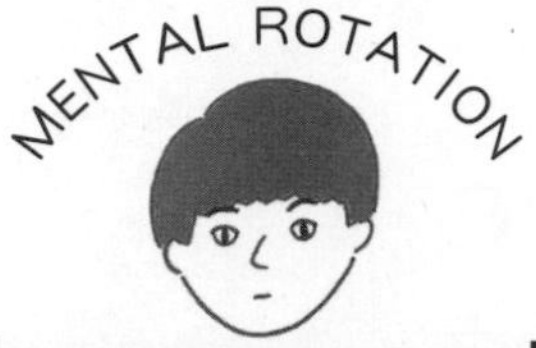

三層立體排列

第三層

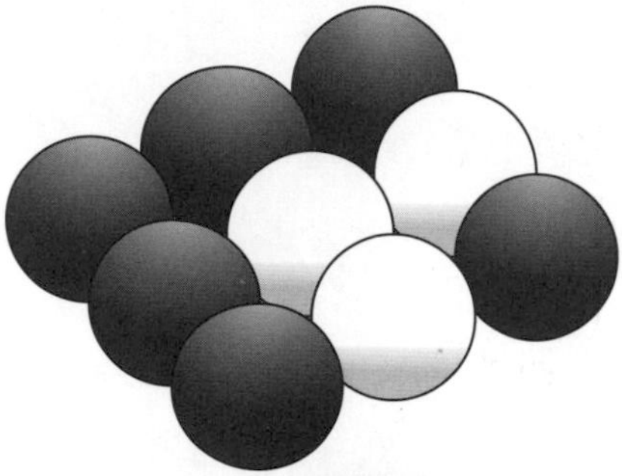

第二層

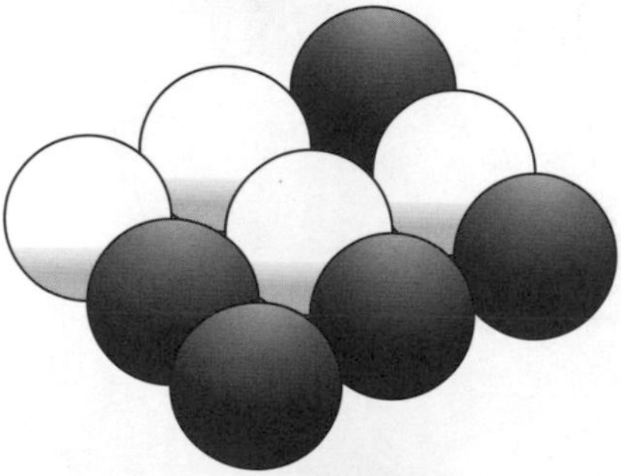

第一層

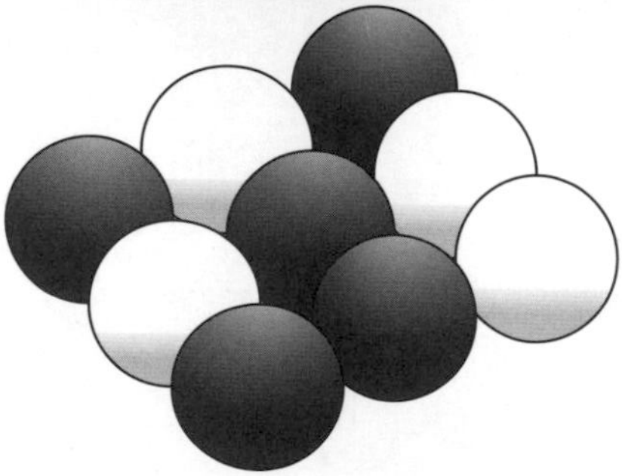

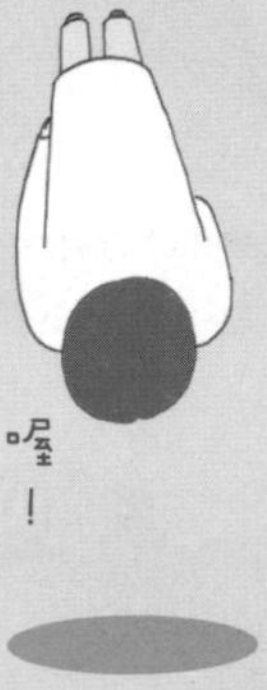

9列

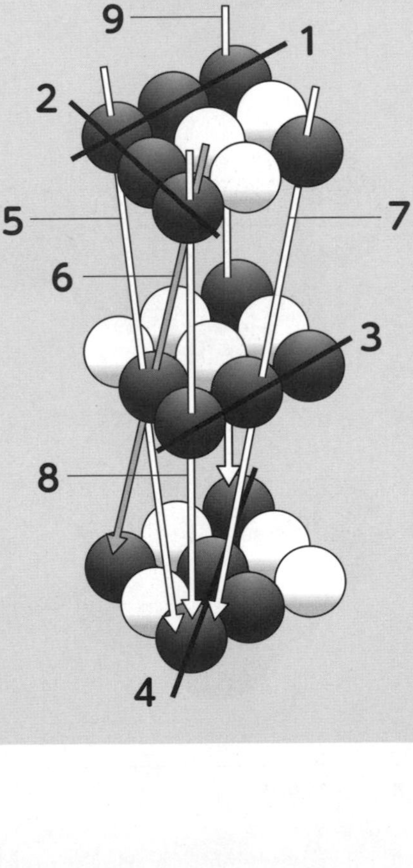

高級
問題

MENTAL ROTATION

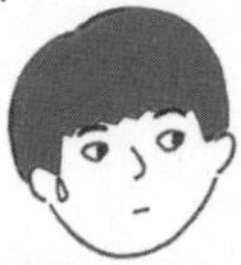

三層立體排列

第三層

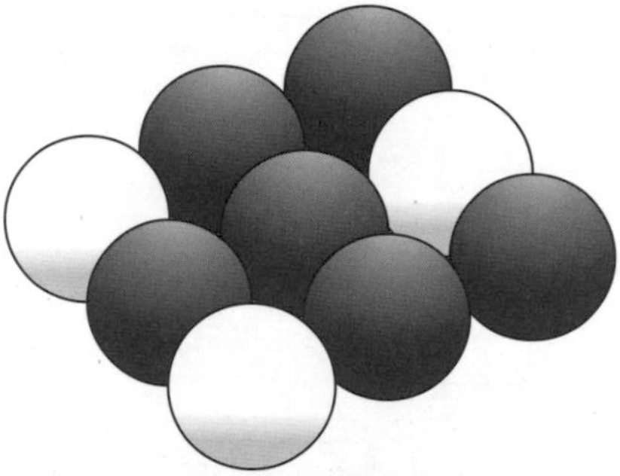

第二層

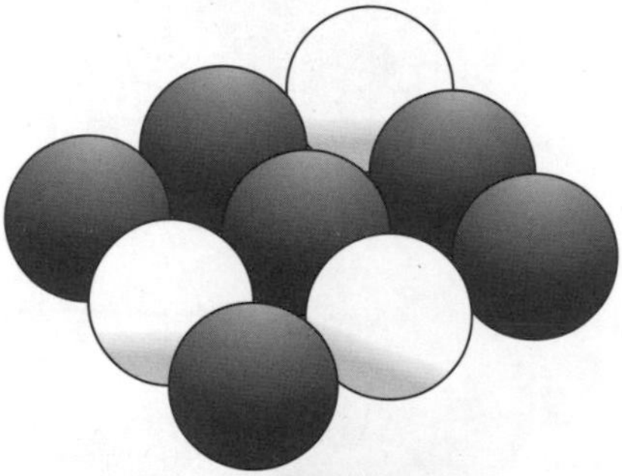

第一層

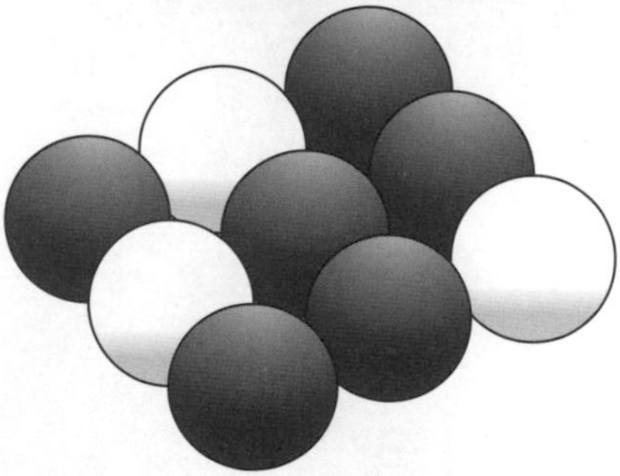

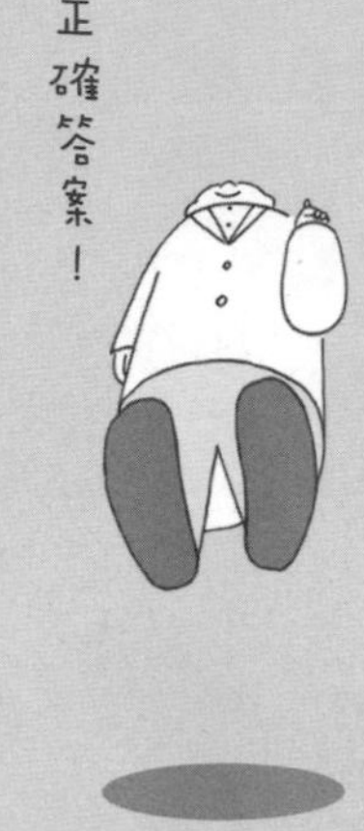

10列

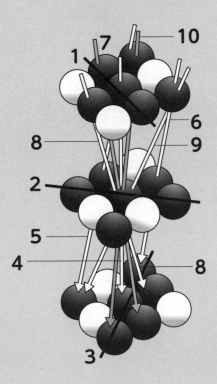

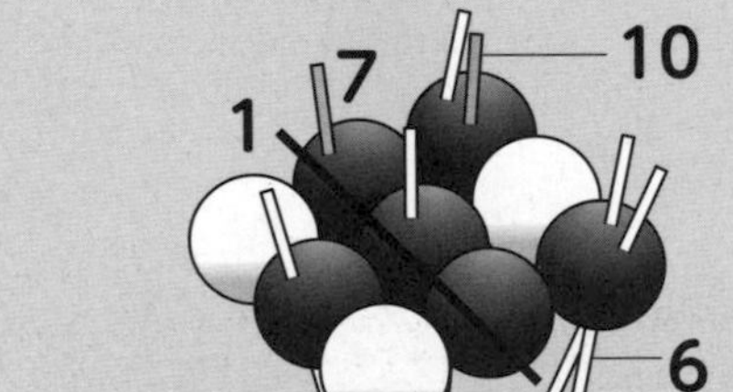

第3章

大腦旋轉

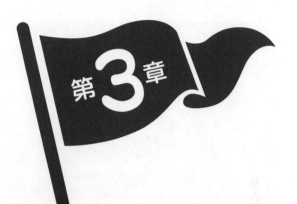

提示是鏡子映照出來的物體是左右相反。 若無法想像， 可以站在全身鏡前， 左眼或右眼眨一下， 觀察臉部的變化；或是舉起你的手，體會一下左右相反的感覺。

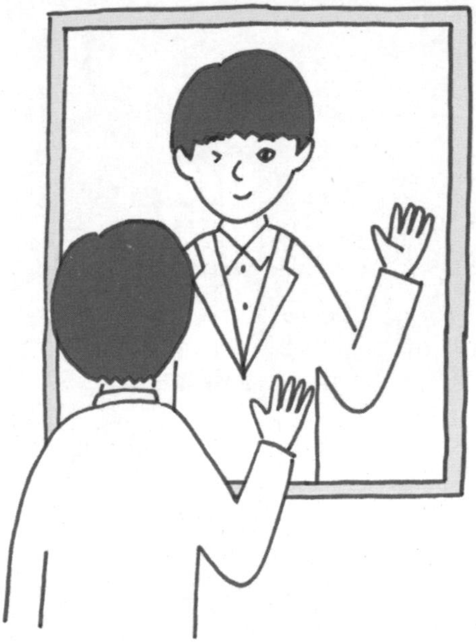

超初級
問題

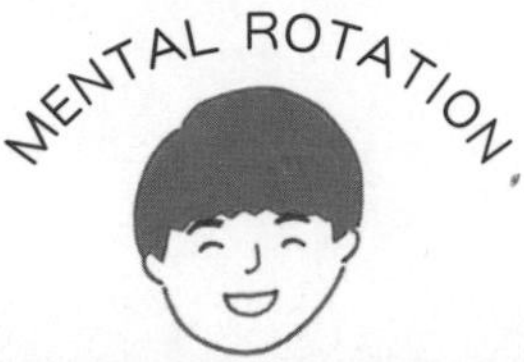

鏡子映照的文字

下面是鏡子映照出的文字組，其中有兩個方向是錯的，你知道是哪兩個嗎？

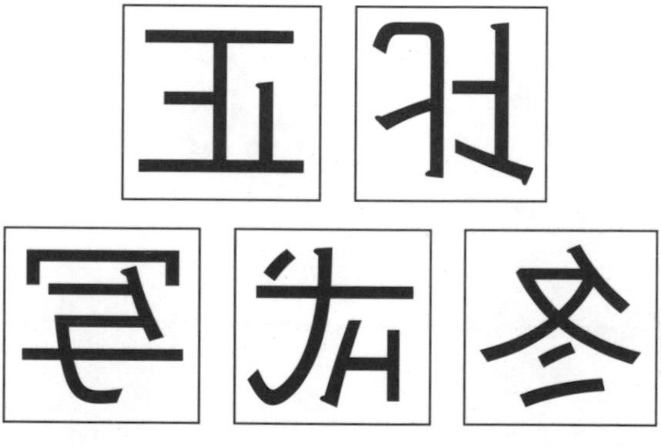

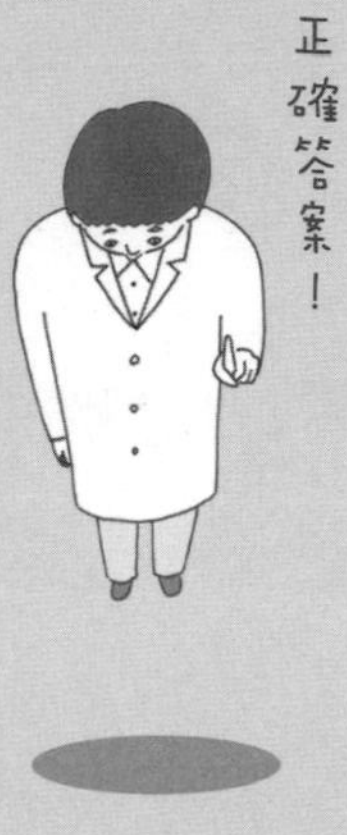

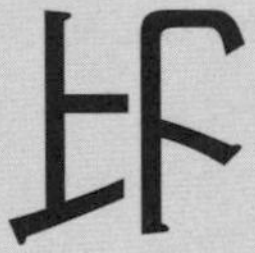（比）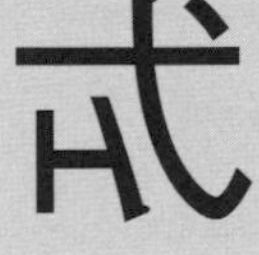（式）

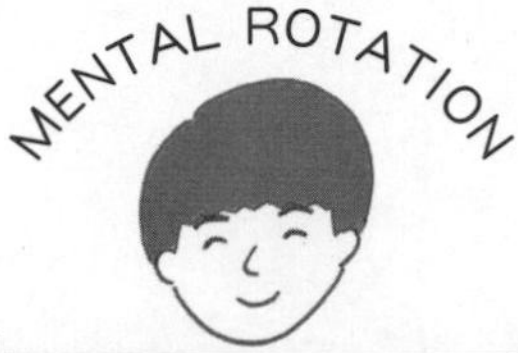

鏡子映照的文字

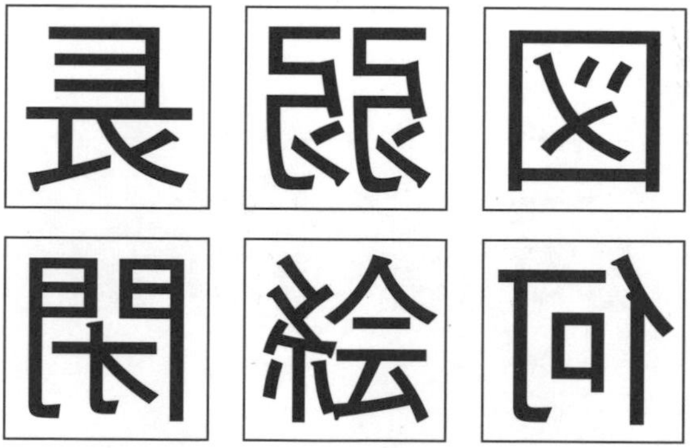

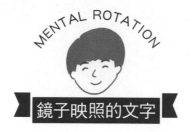

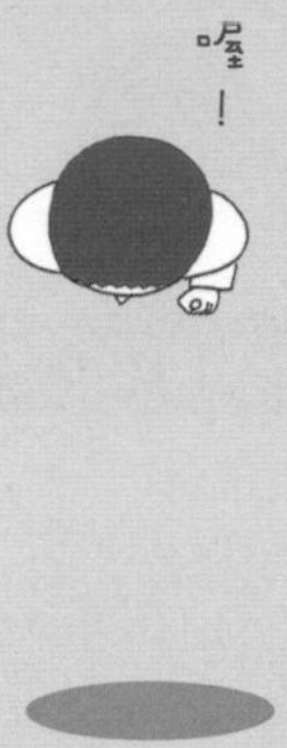

長（長） 絵（絵）

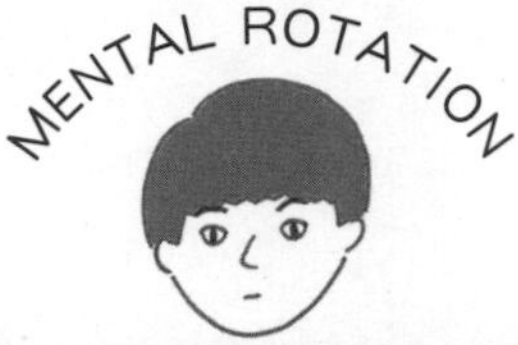

鏡子映照的文字

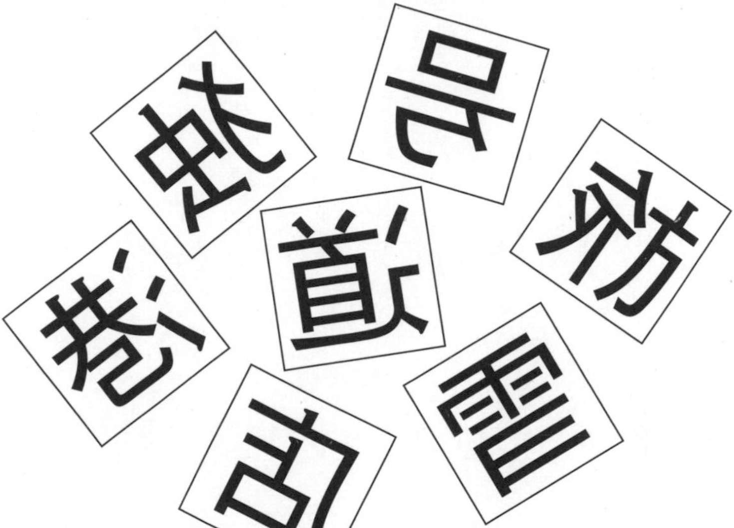

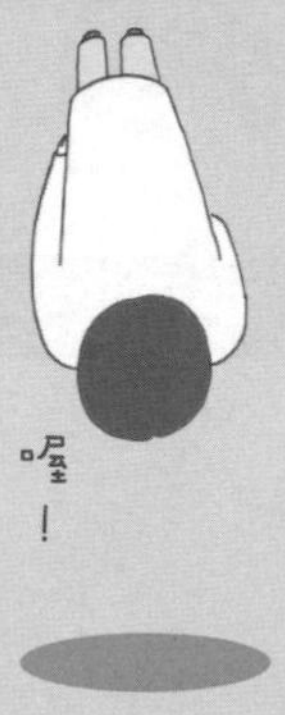

旅（旅） 港（港）

高級
問題

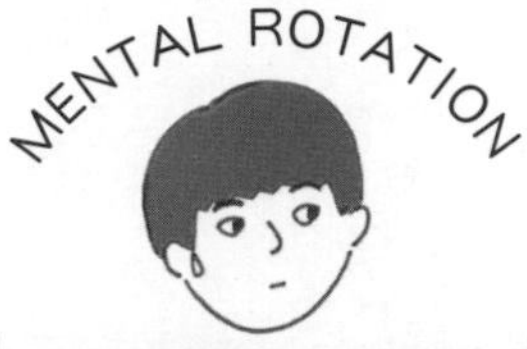

鏡子映照的文字

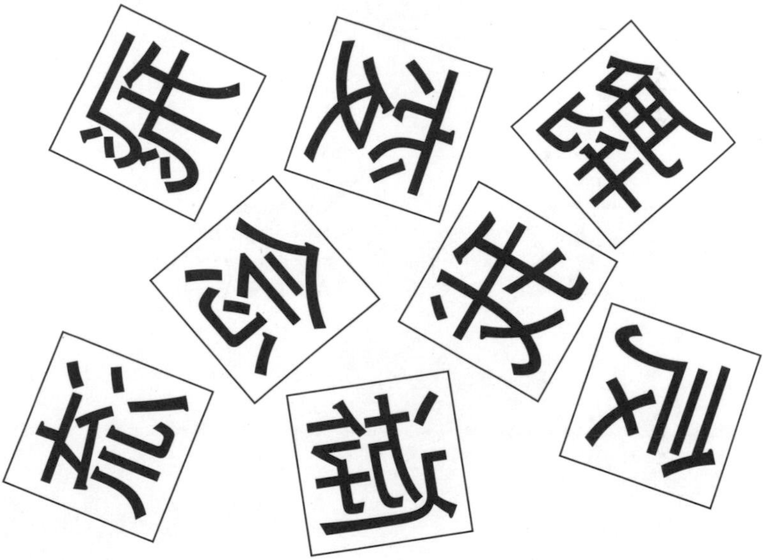

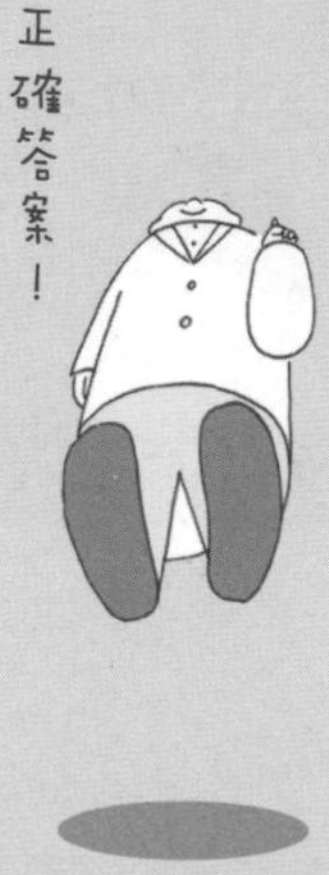

変（变） 流（流）

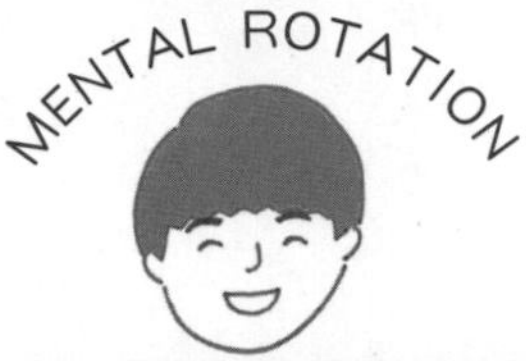

旋轉的時鐘

時鐘的12點方向不定，還有從鏡子映照出的影像。
請問每個時鐘各是指著幾點幾分呢？
（只是轉了一個方向）

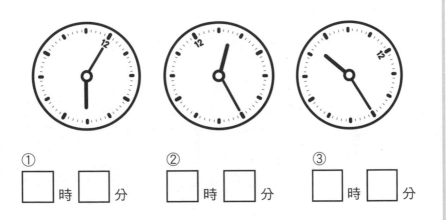

① □時□分　　② □時□分　　③ □時□分

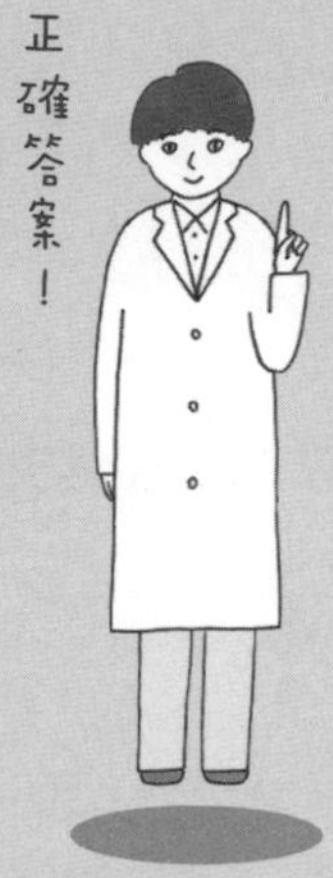

① 5 時 00 分

② 1 時 30 分

③ 8 時 15 分

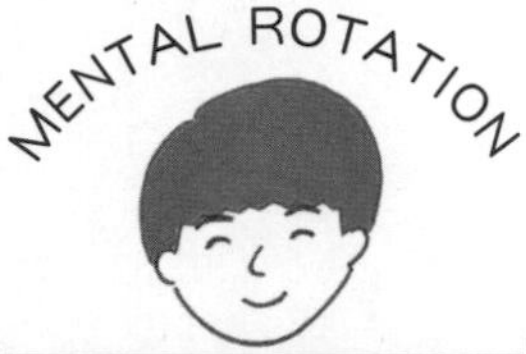

旋轉的時鐘

（只是轉了一個方向）

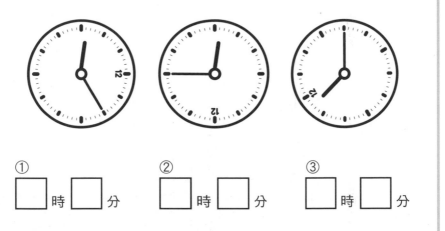

① □時□分　② □時□分　③ □時□分

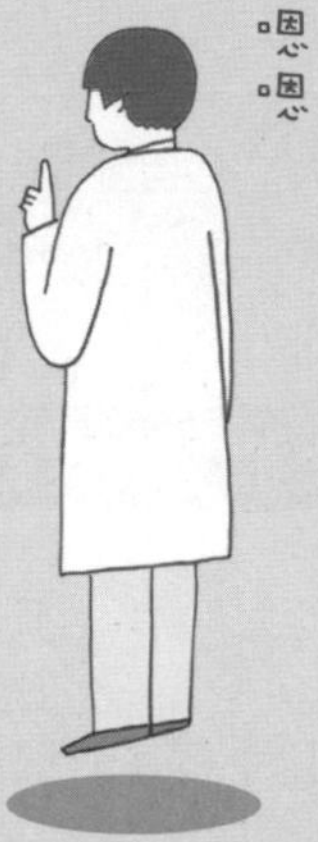

① 9 時 10 分

② 6 時 15 分

③ 11 時 20 分

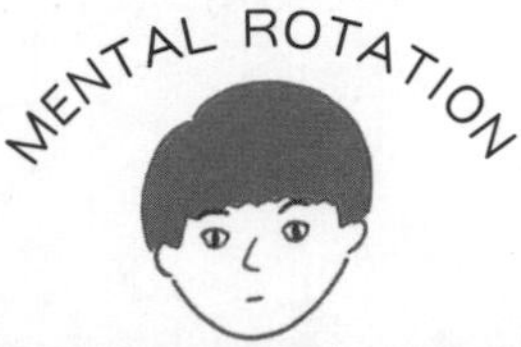

旋轉的時鐘

（鏡子映照出的左右相反影像）

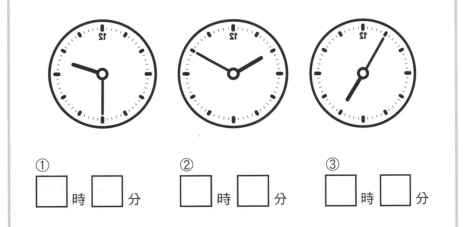

① □時□分

② □時□分

③ □時□分

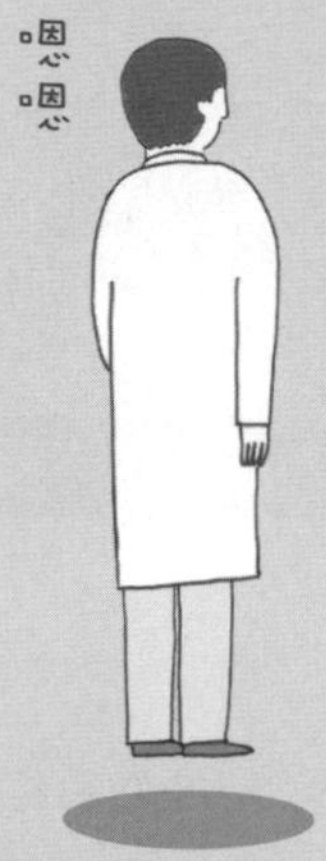

① 2 時 30 分

② 10 時 10 分

③ 4 時 55 分

高級
問題

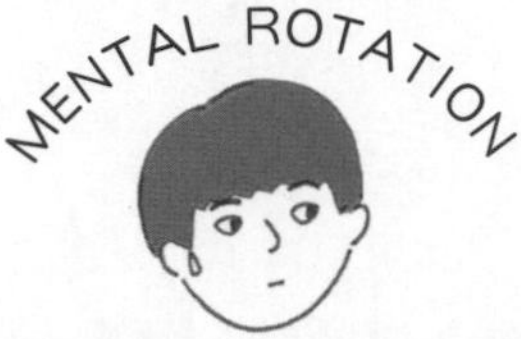

旋轉的時鐘

（鏡子映照出的左右相反影像）

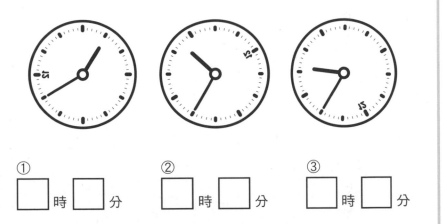

① □時□分

② □時□分

③ □時□分

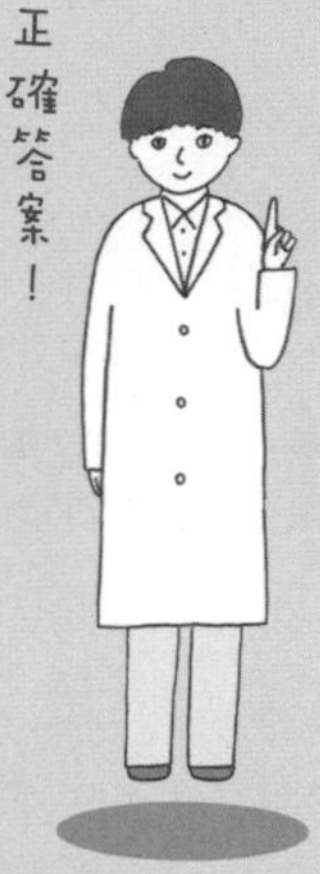

① 8 時 5 分

② 3 時 35 分

③ 7 時 50 分

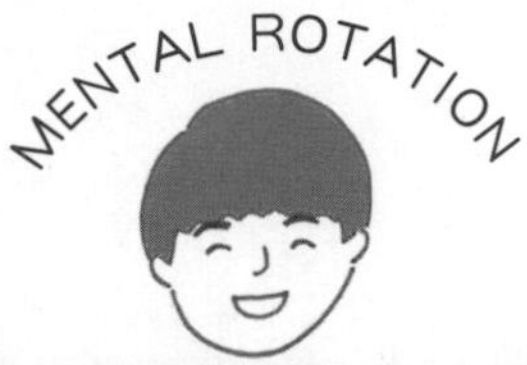

旋轉的機器人

把機器人每個方向90度旋轉。依照旋轉軸號碼順序來轉動，最後機器人會是哪個方向呢？

※機器人一開始的狀態是面朝前方，如下圖所示：

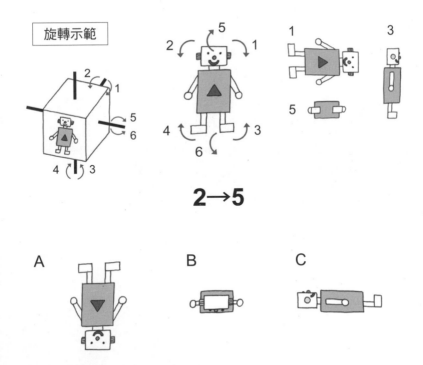

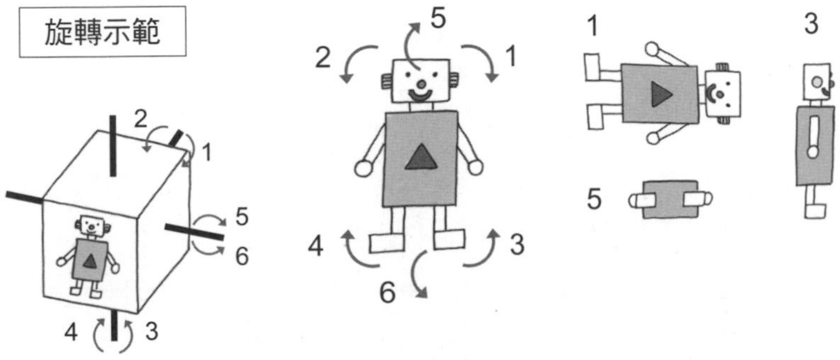

2→5

A

B

C

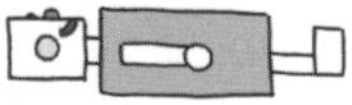

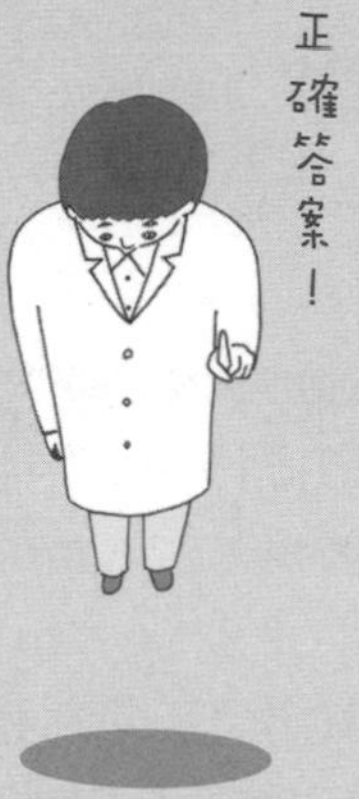

C

2 → 5

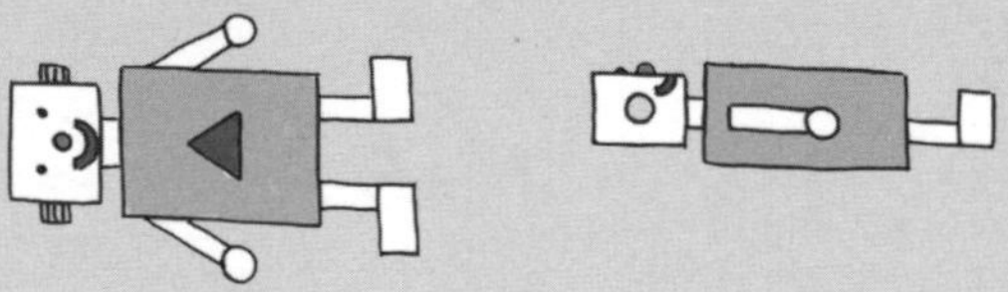

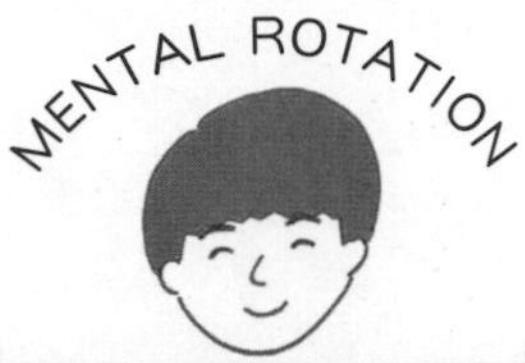

旋轉的機器人

旋轉示範

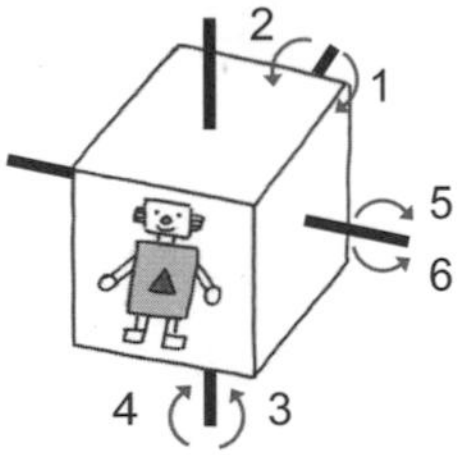

1→1→4

A

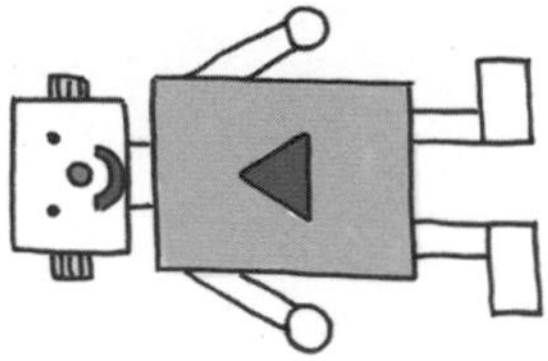

B

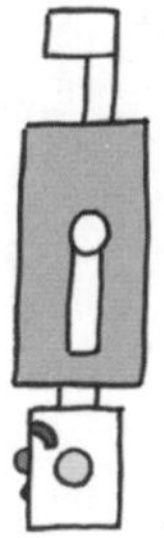

C

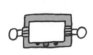

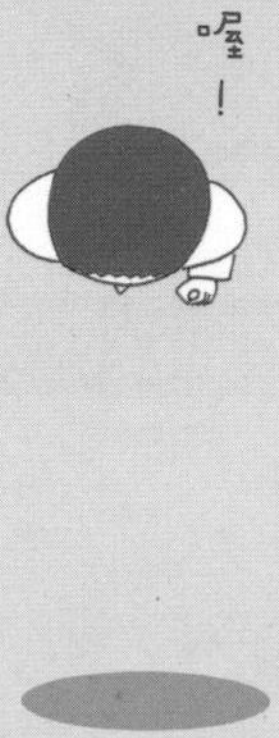

B

1 → 1 → 4

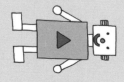

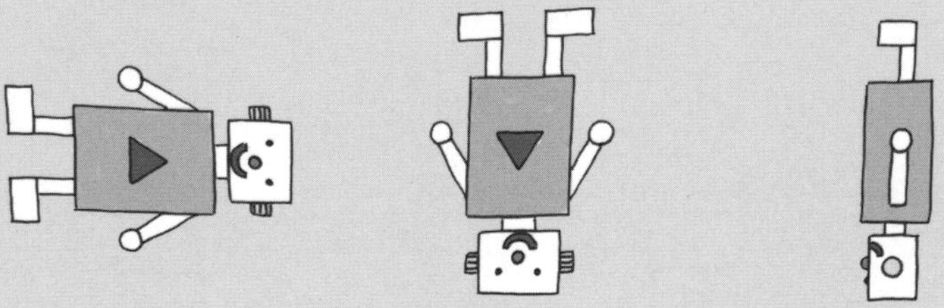

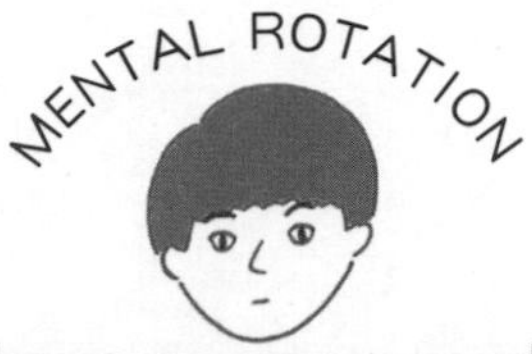

旋轉的機器人

旋轉示範

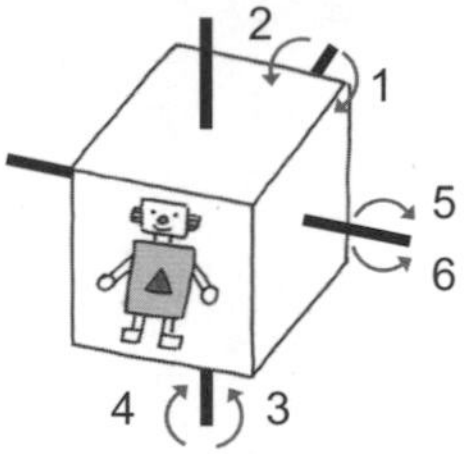

5→3→6→2

A

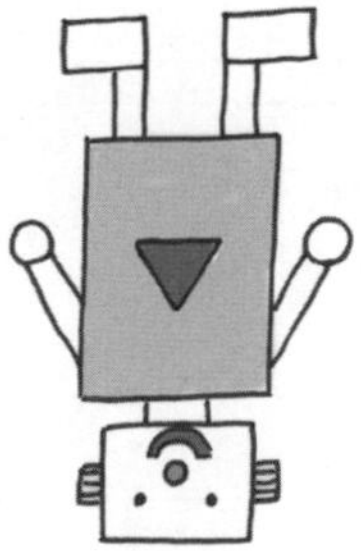

B

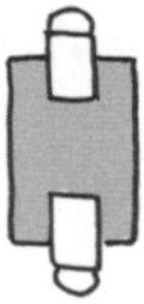

C

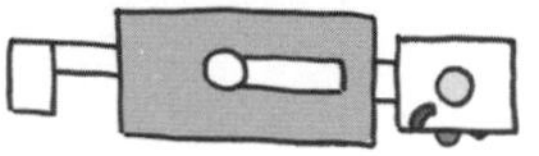

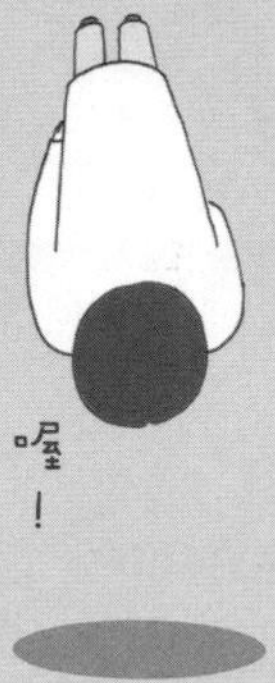

A

5 → 3 → 6 → 2

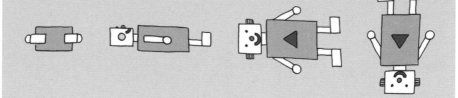

高級
問題

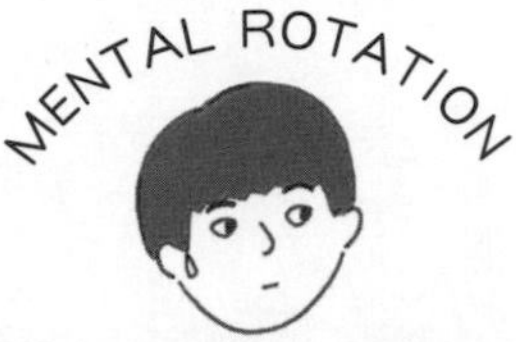

旋轉的機器人

旋轉示範

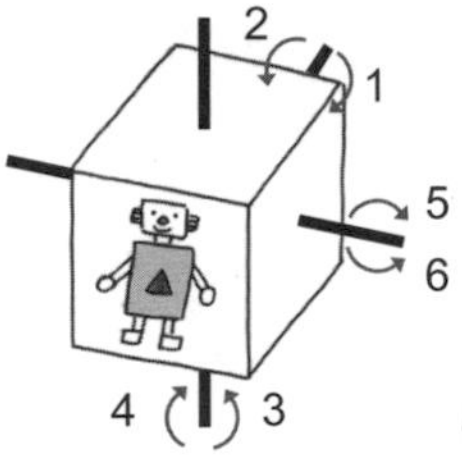

4→1→5→5→2→6

A

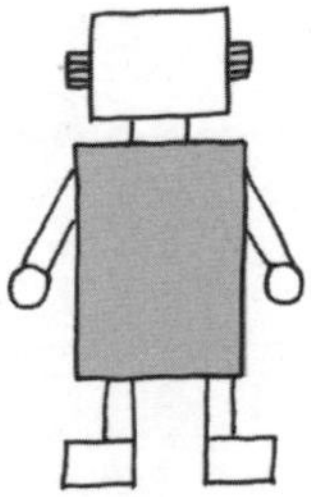

B

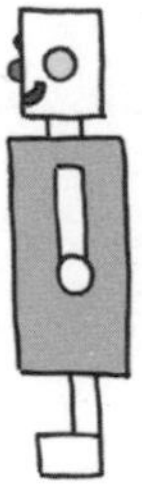

C

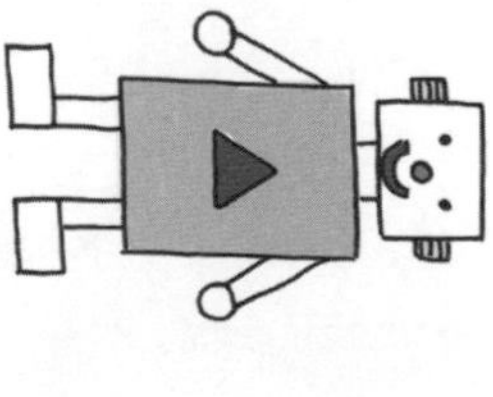

D

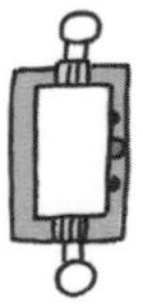

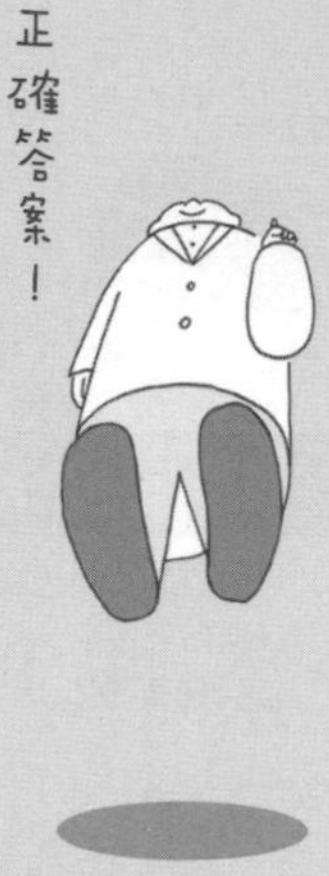

D

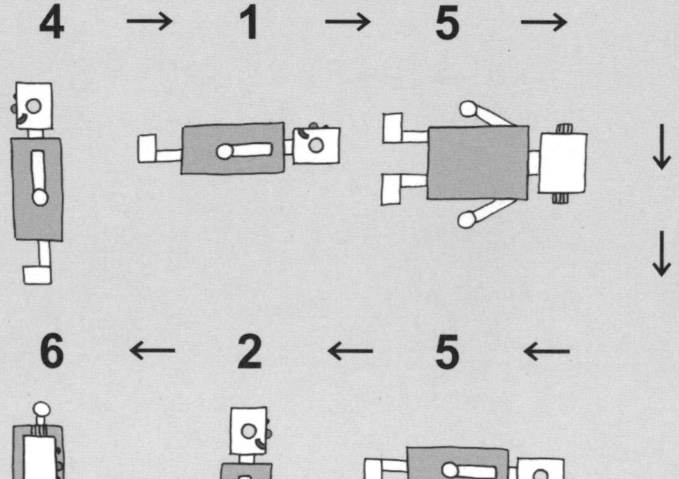

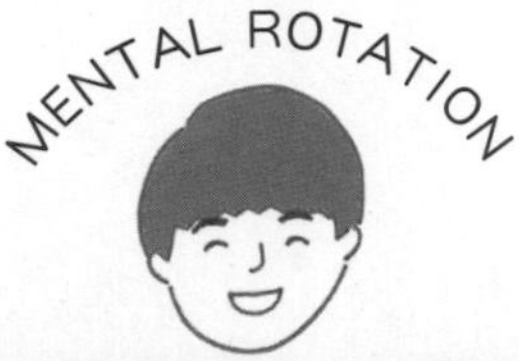

塗黑

請塗黑一些方格。塗黑的方格配置圖樣要與範例相同。答案的方格盤有幾個方格已塗黑，以這些塗黑的方格為線索，將需要塗黑的其他部分補完。不過，方格盤轉過方向，請仔細對照。

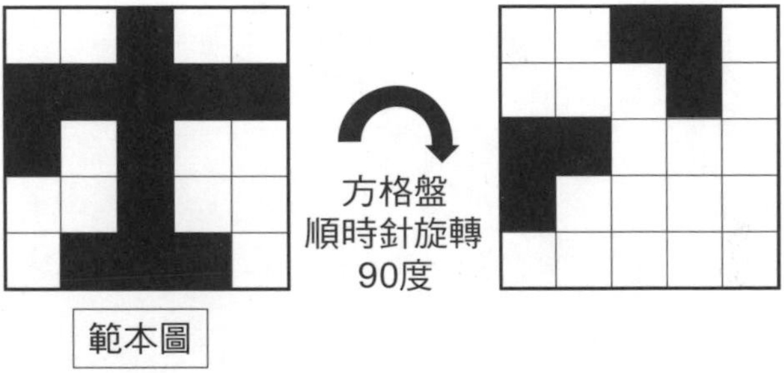

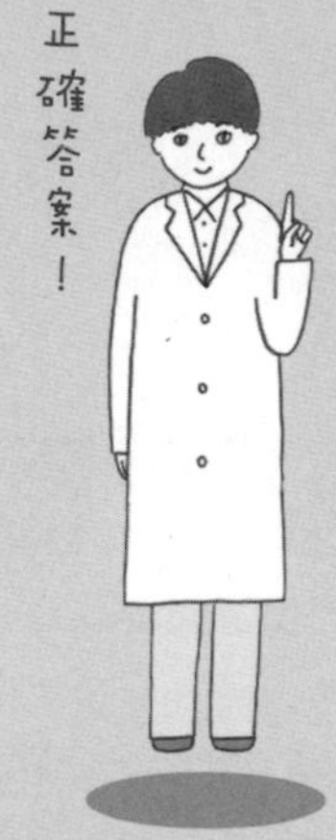
正確答案！

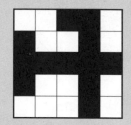

初級 問題

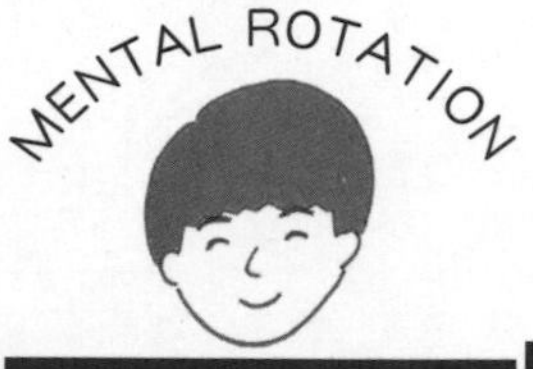

塗黑

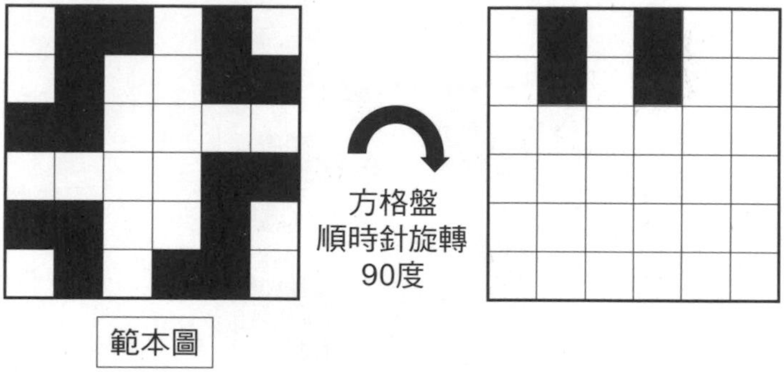

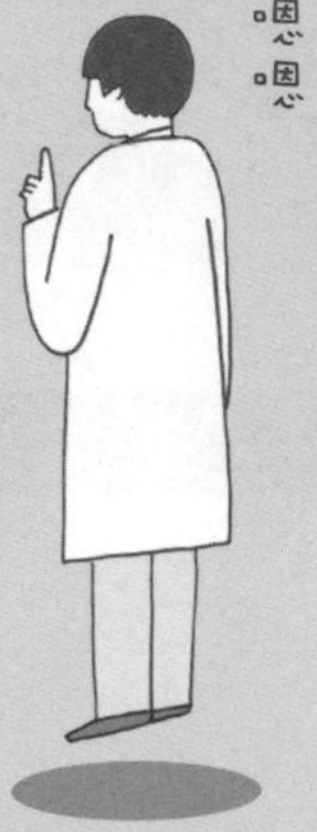
嗯嗯

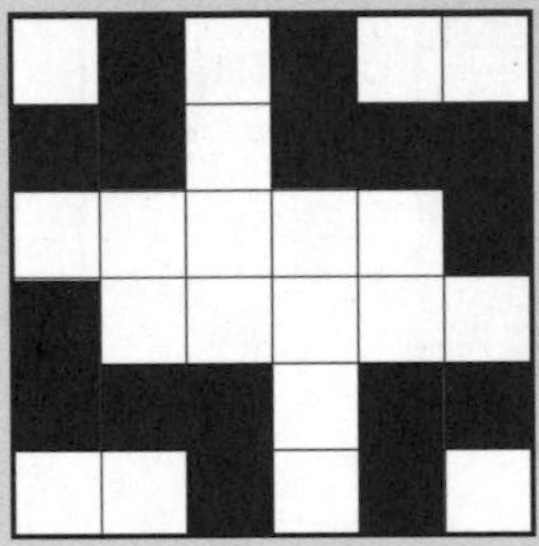

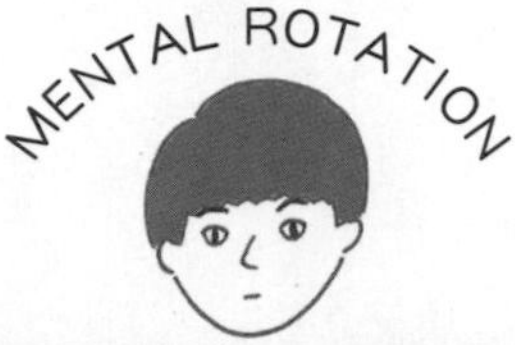
MENTAL ROTATION

塗黑

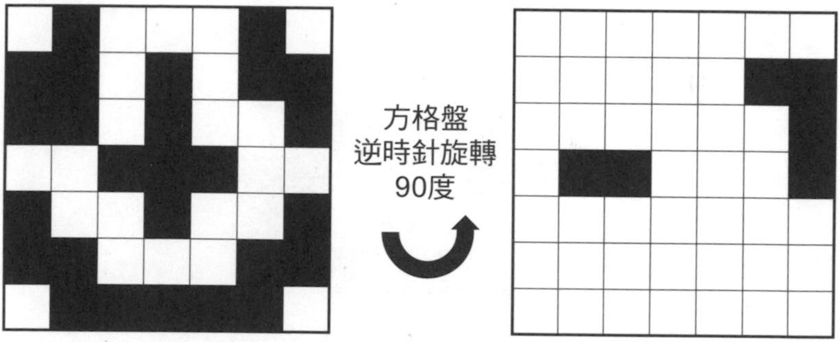
方格盤
逆時針旋轉
90度

範本圖

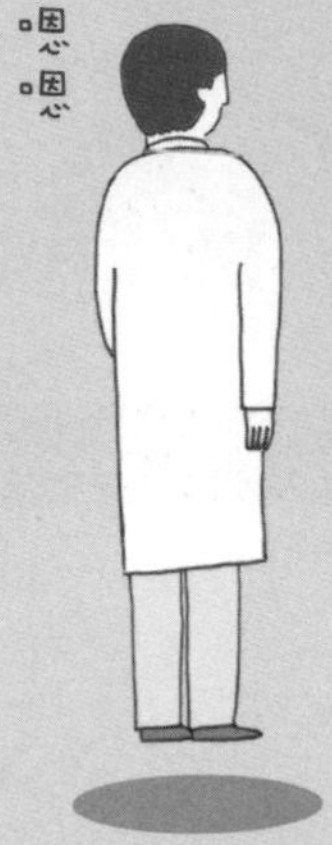
嗯。嗯。

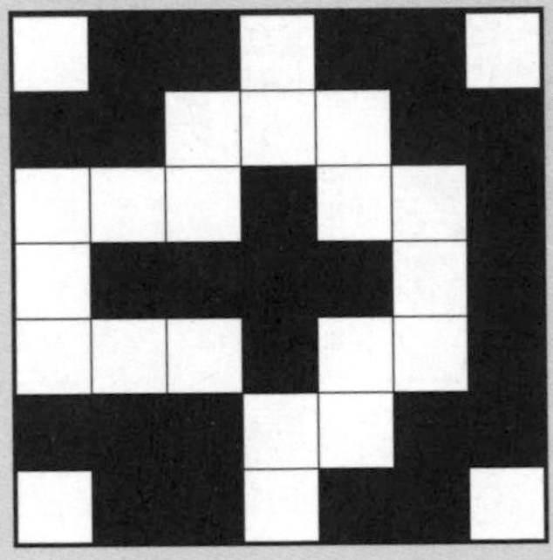

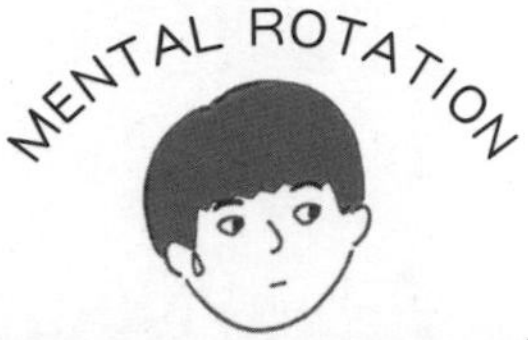

塗黑

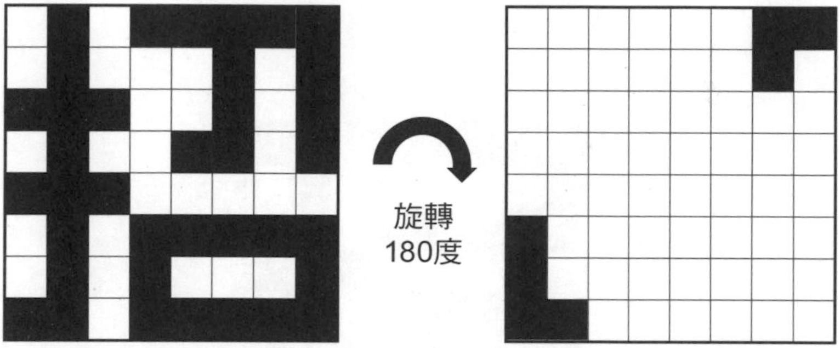

範本圖

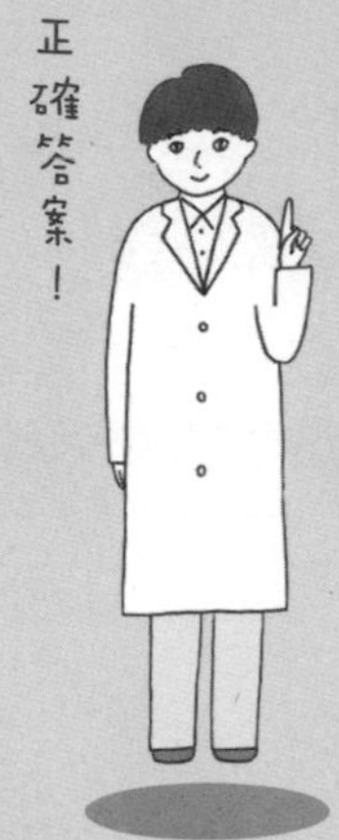
正確答案!

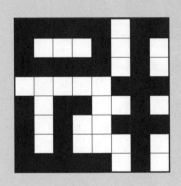

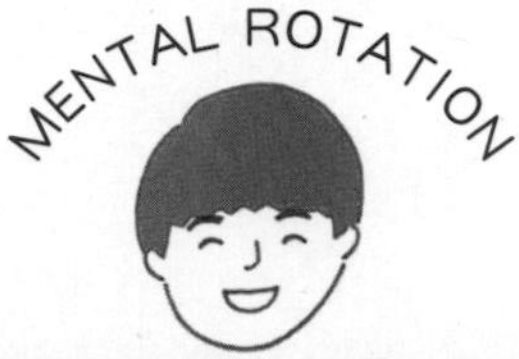

鏡子前的動物

好多動物在照鏡子呢！
哪個才是牠們在鏡裡映照出的影像呢？

原本的斑馬

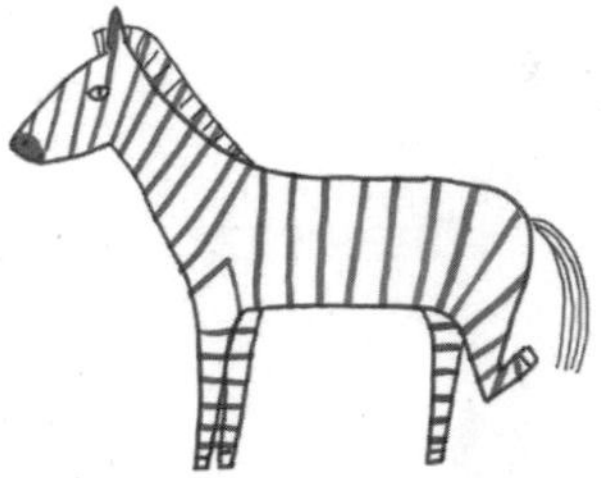

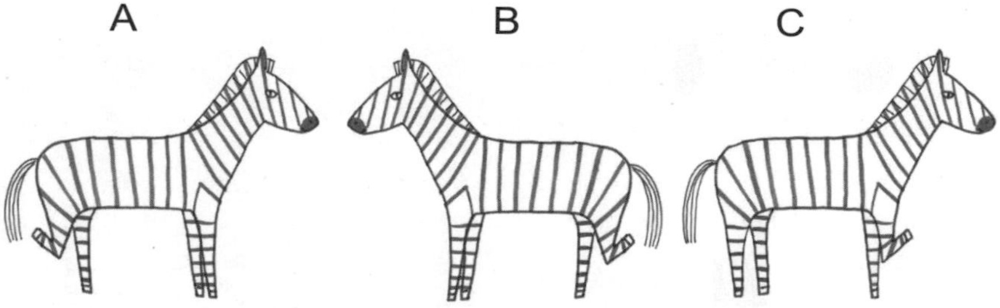

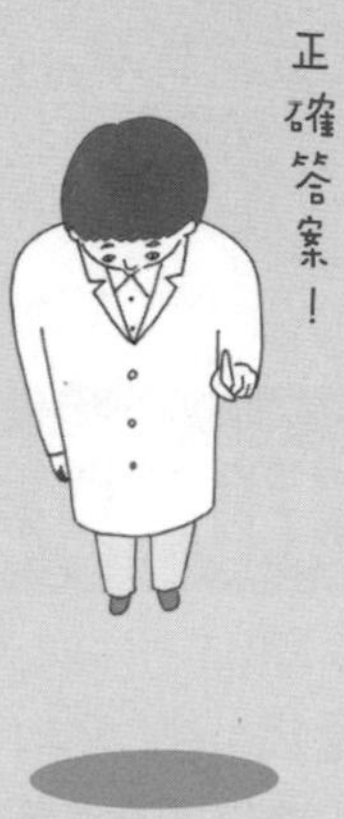

A

初級
問題

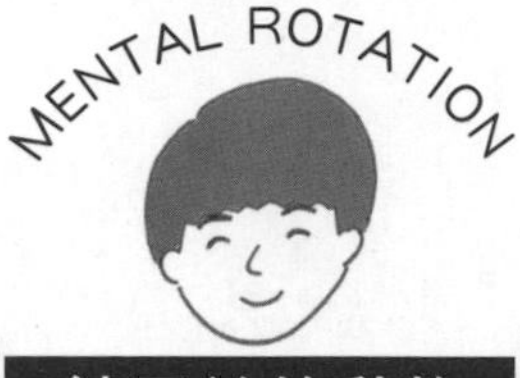

鏡子前的動物

原本的兔子

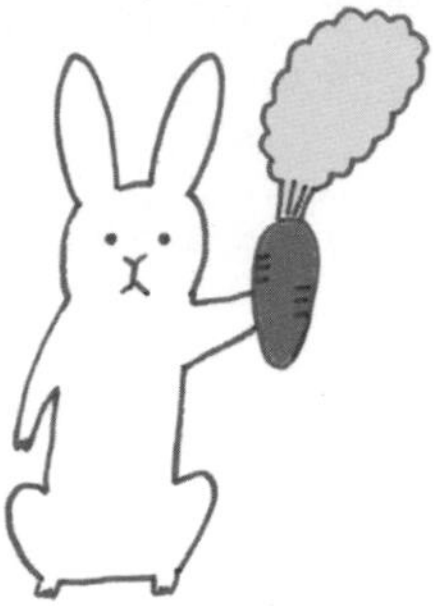

A

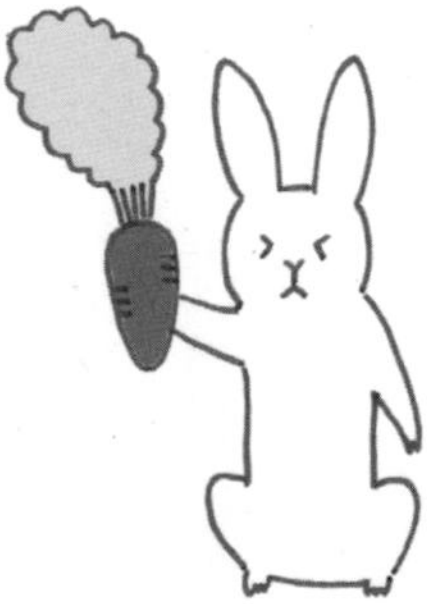

B

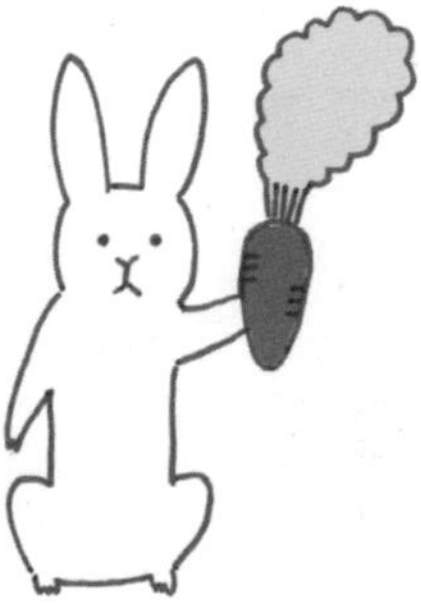

C

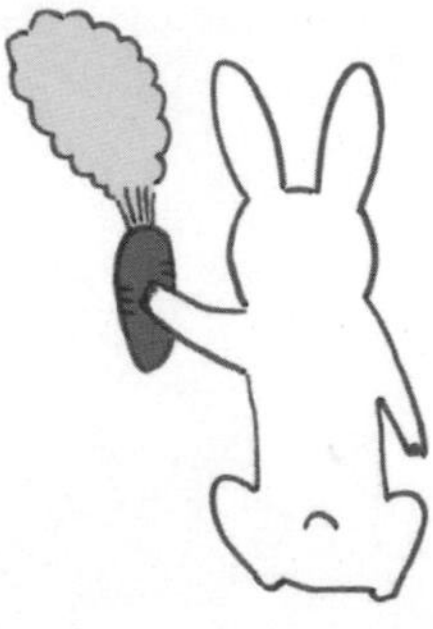

D

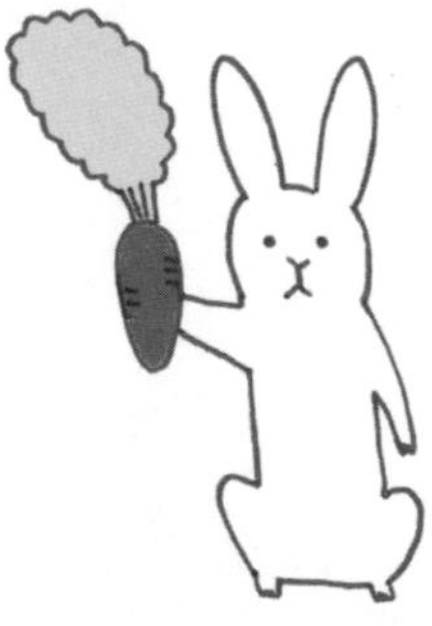

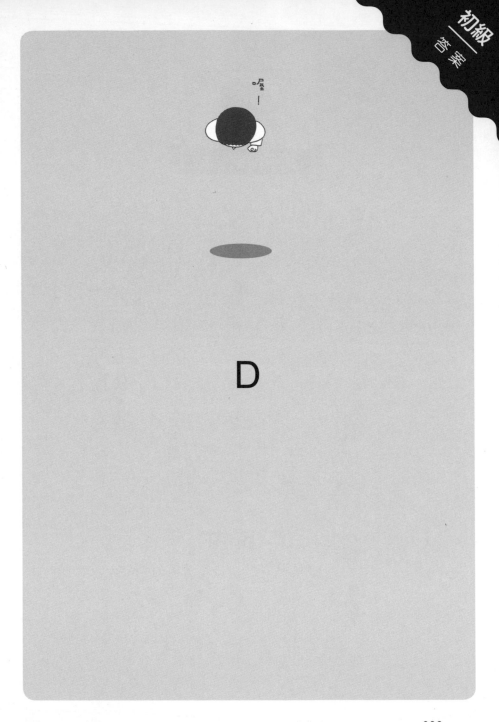

D

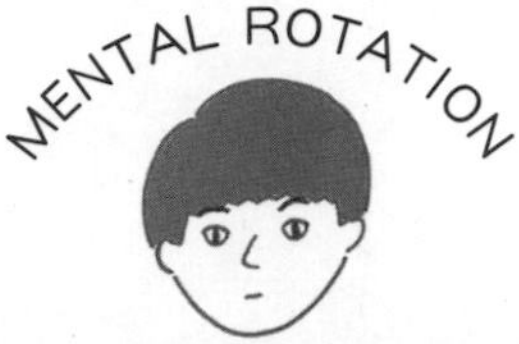

鏡子前的動物

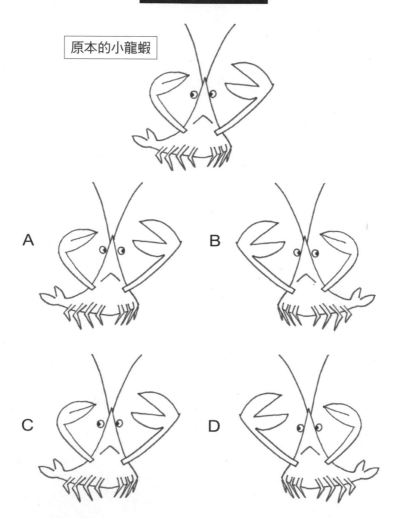

原本的小龍蝦

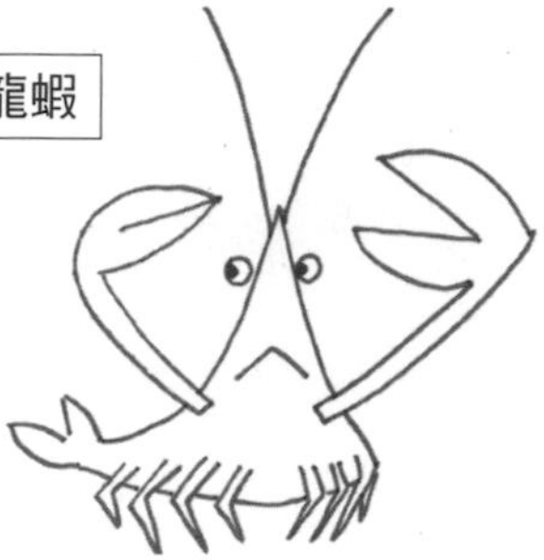

A

B

C

D

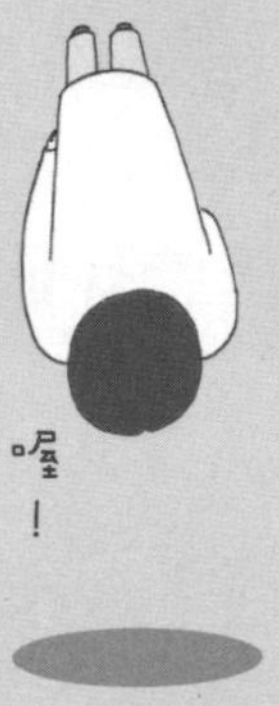

B

高級
問題

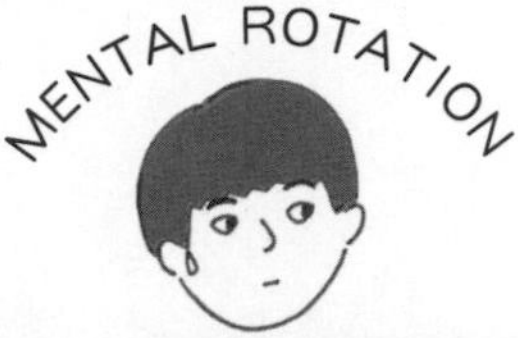

鏡子前的動物

原本的貓

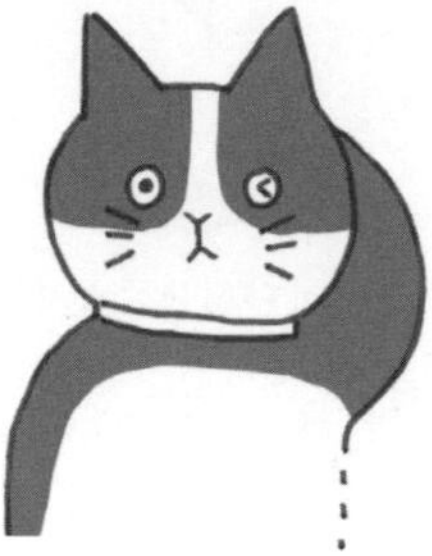

A

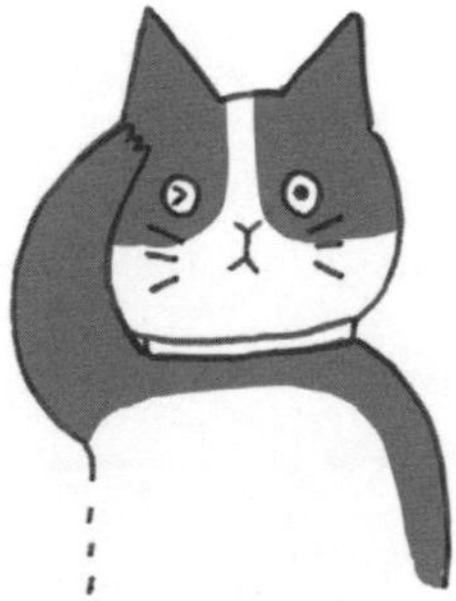

B

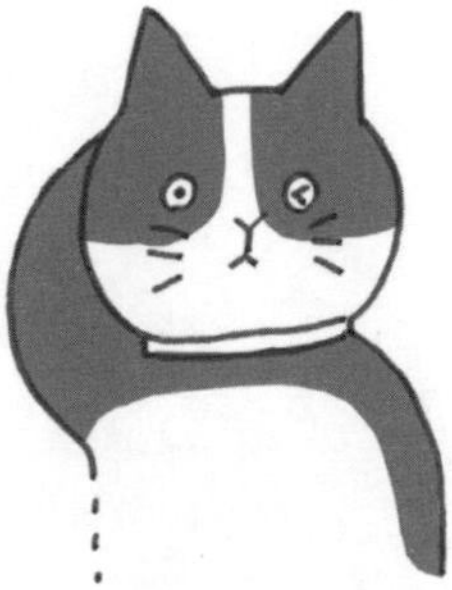

C

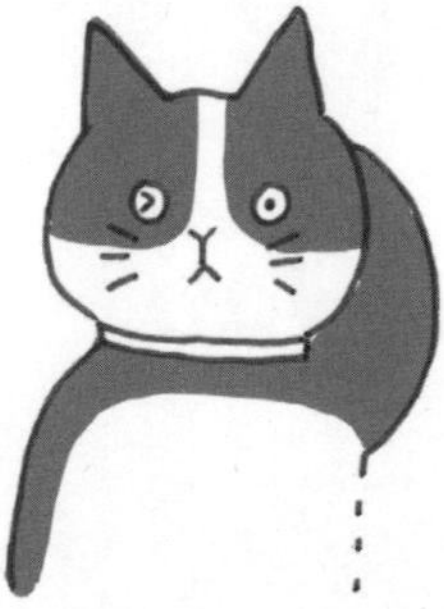

D

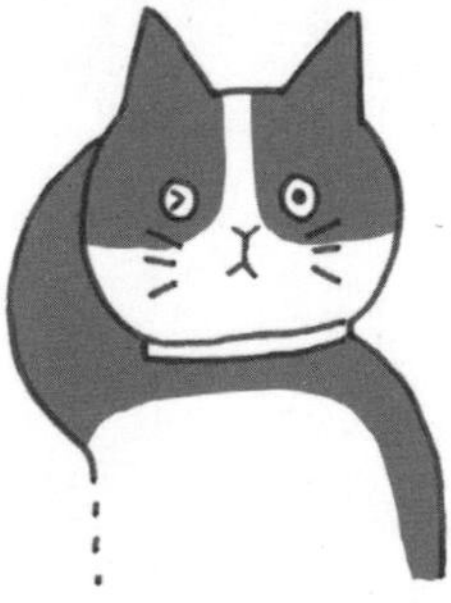

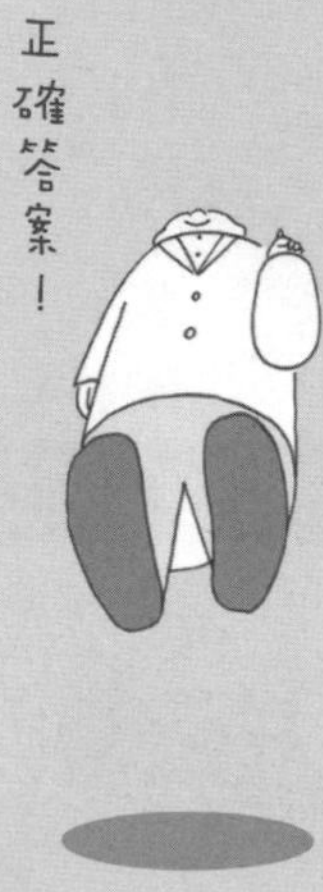

D

第4章

心的旋轉

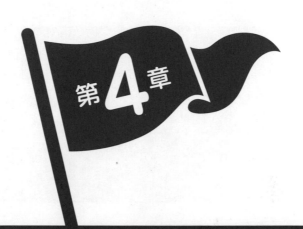

自由大膽地去想像吧！培養垂直思考能力、水平思考能力，就能站在對方立場，了解他的心理想法。

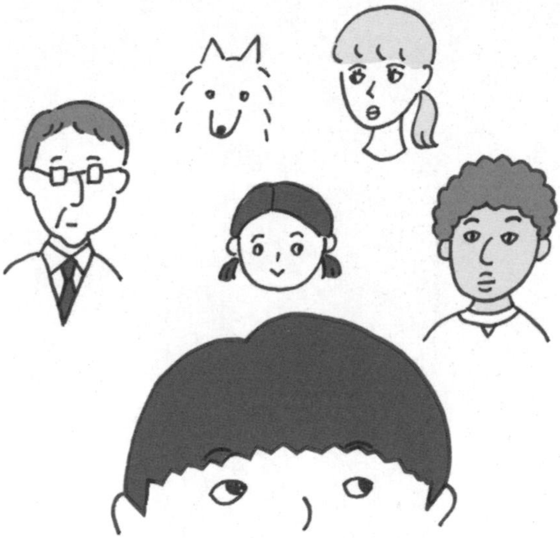

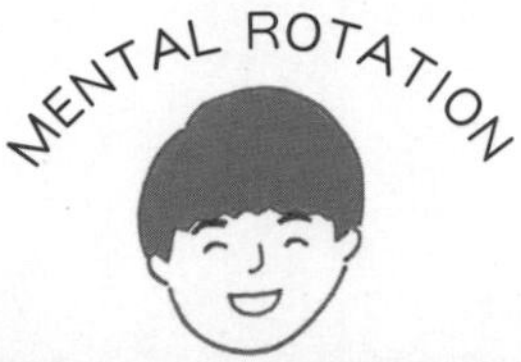

從上面、從旁邊

將方塊堆疊成如圖所示。從箭頭的方向往前看，看到的圖形會是什麼形狀？從A～F的選項選出正確答案。

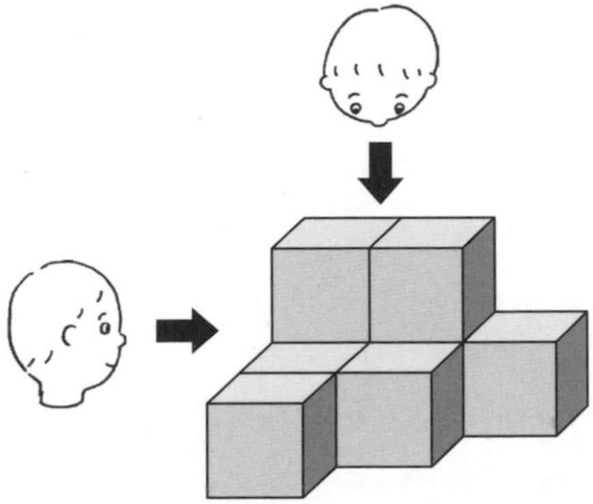

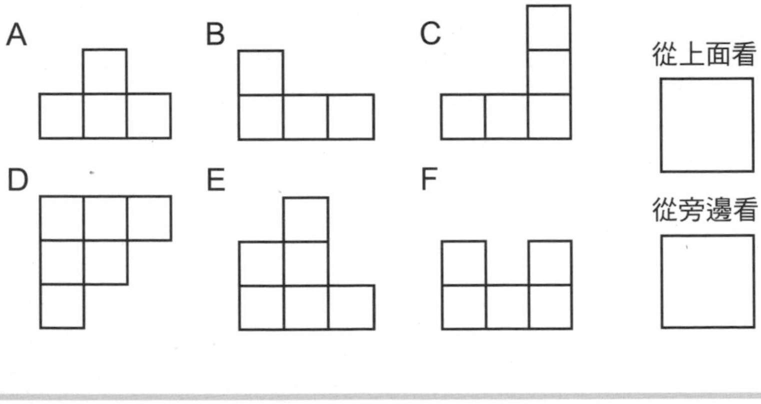

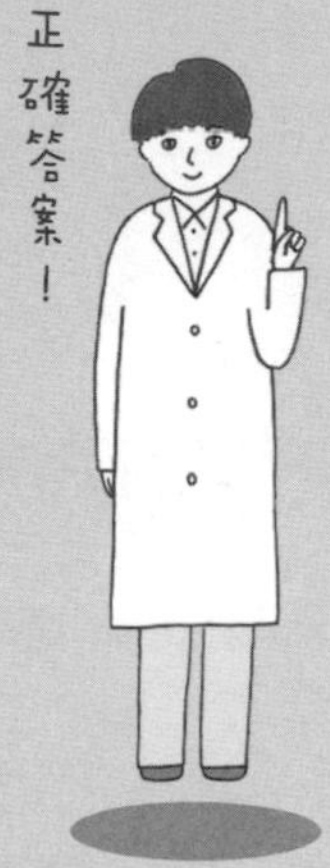

從上面看 D

從旁邊看 B

初級
問題

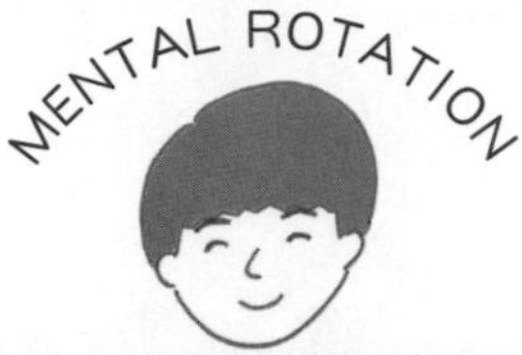

從上面、從旁邊

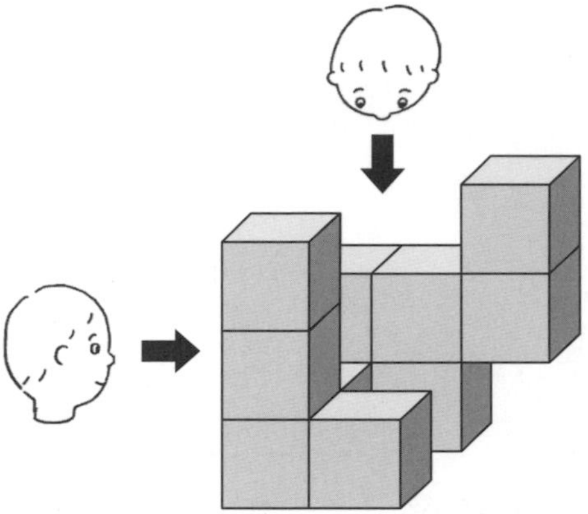

A

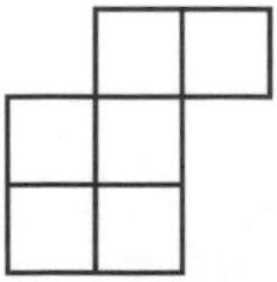

B

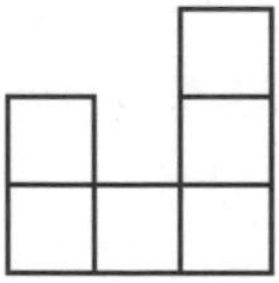

C

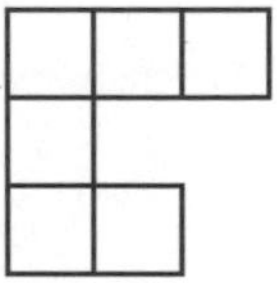

D

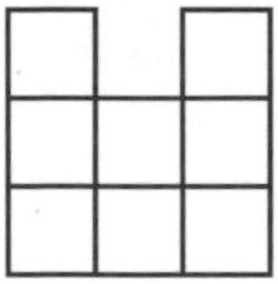

E

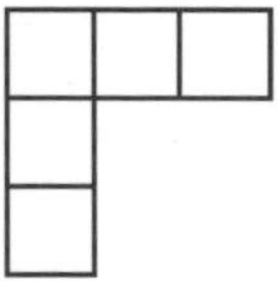

F

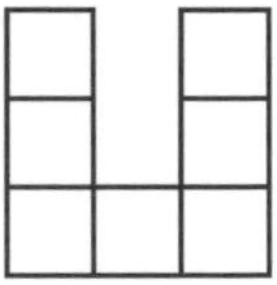

從上面看

從旁邊看

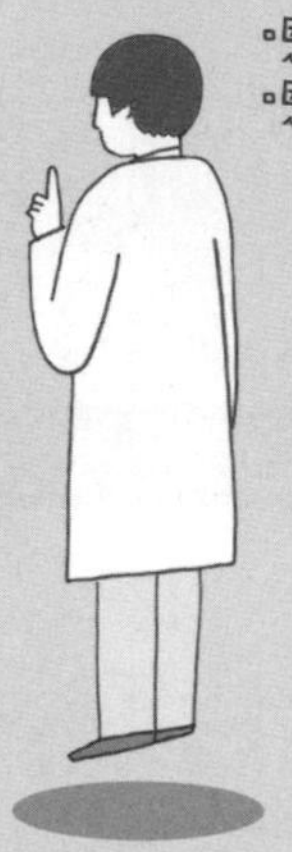

從上面看	C
從旁邊看	F

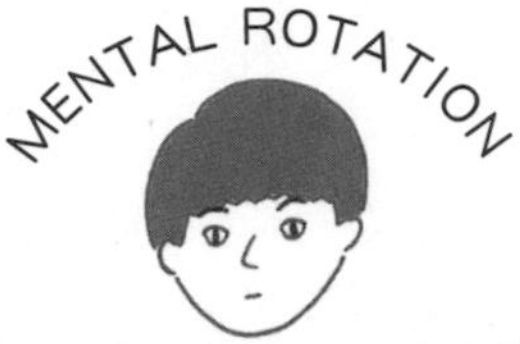

從上面、從旁邊

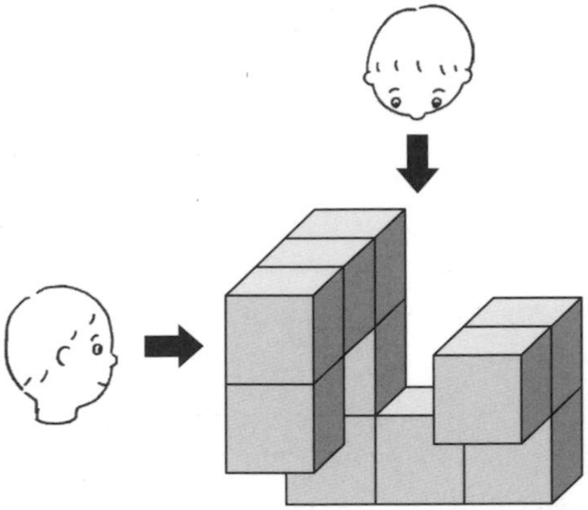

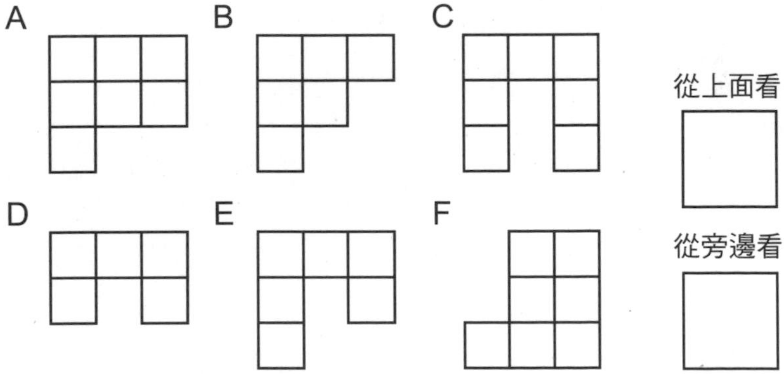

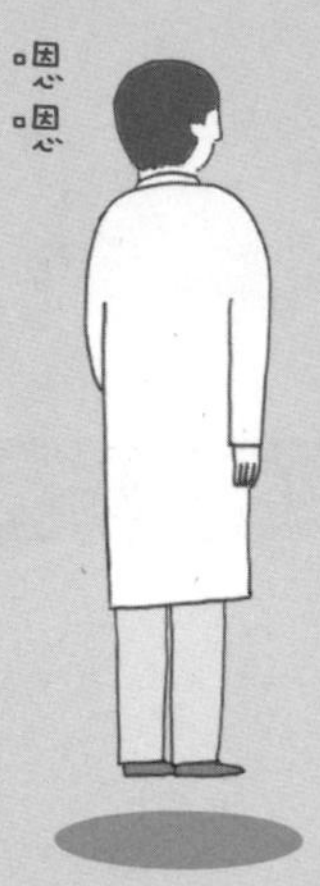

從上面看 E

從旁邊看 A

高級
問題

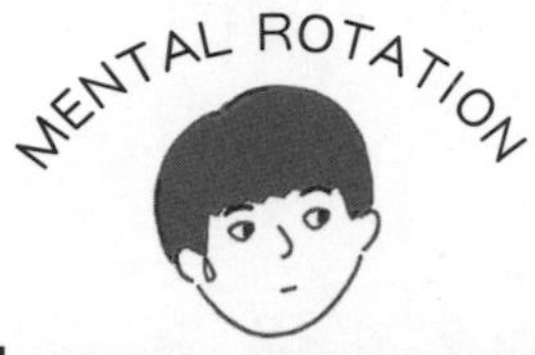

從上面、從旁邊

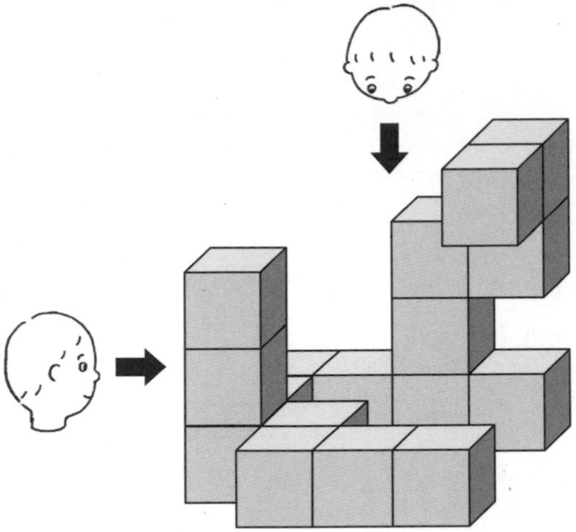

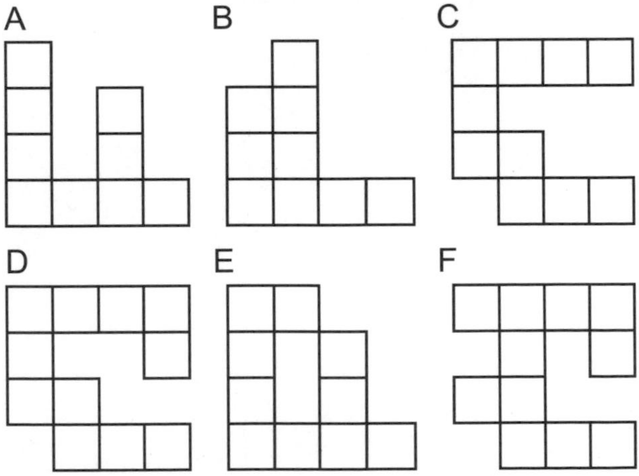

從上面看

從旁邊看

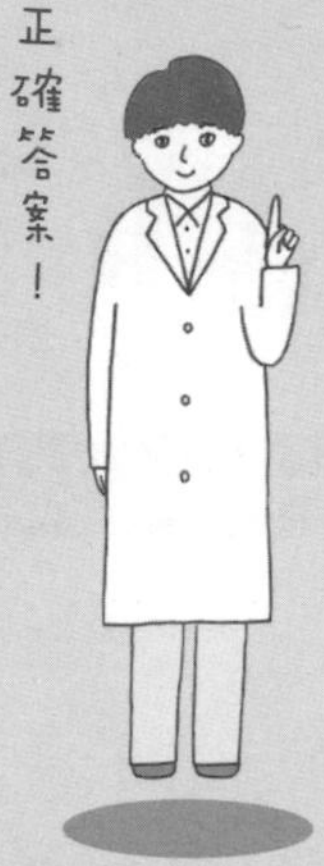

從上面看 D

從旁邊看 E

超初級
問題

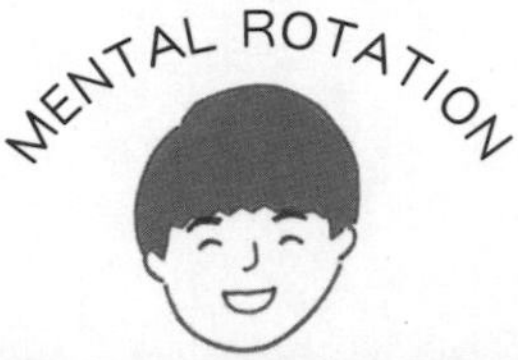

展開圖

以下各圖是從各個角度觀看一個立方體的結果。每個記號各會是在哪一面呢？請標記在展開圖上。

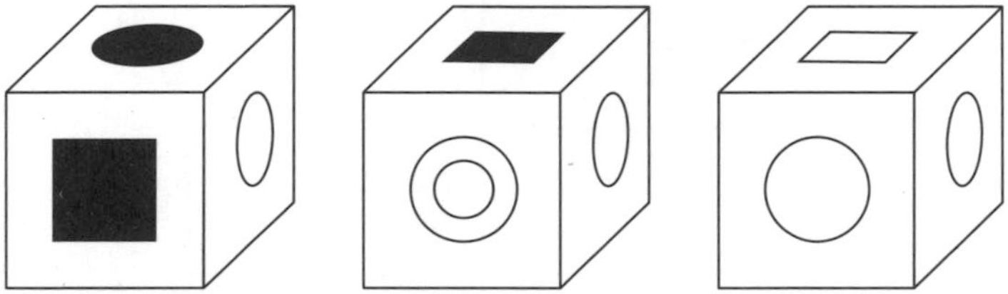

展開圖

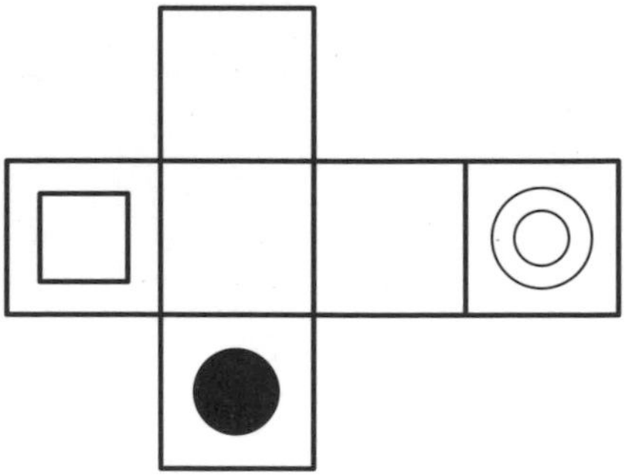

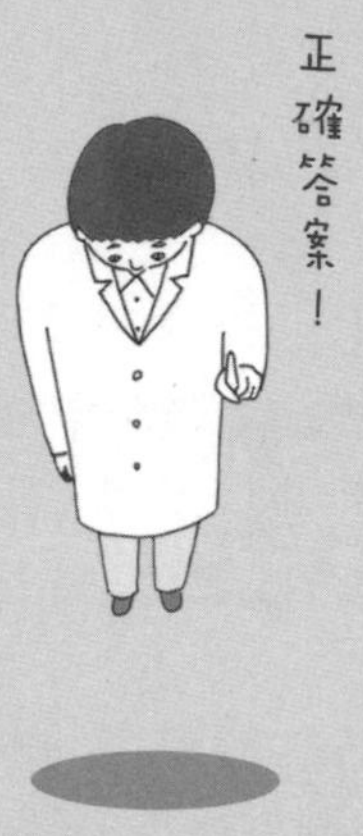
正確答案！

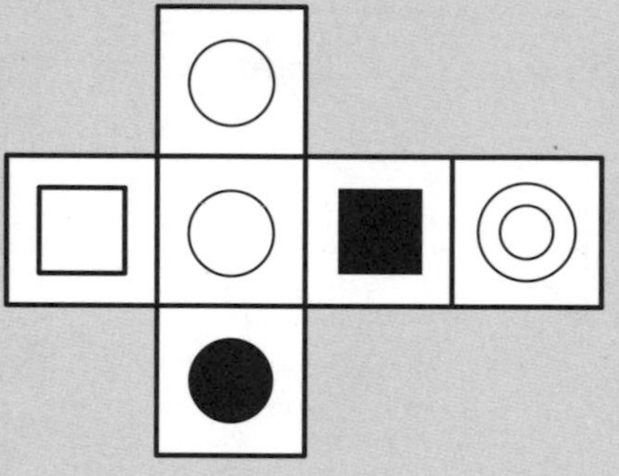

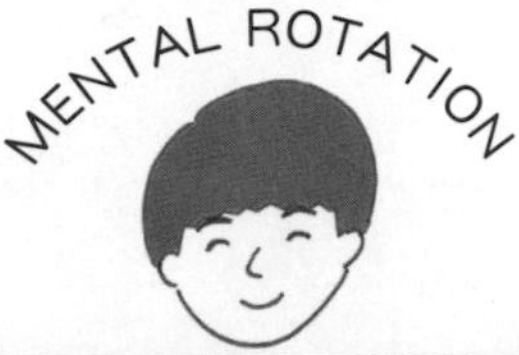

展開圖

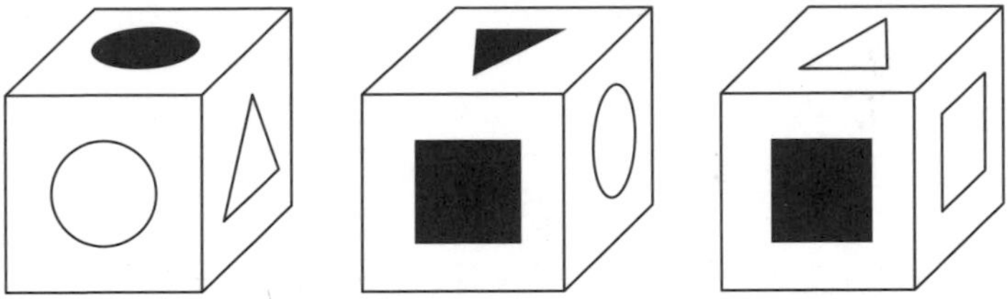

展開圖

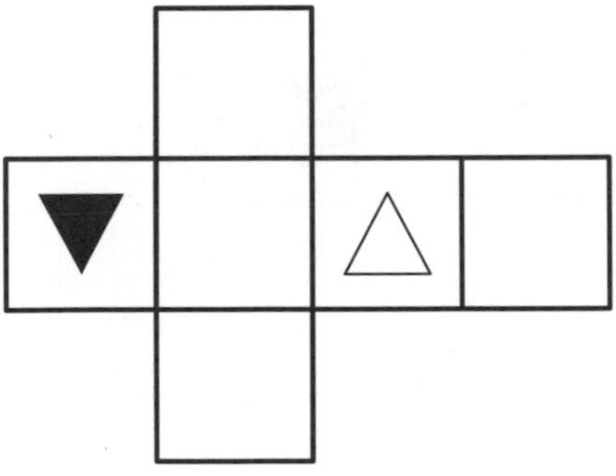

喔！

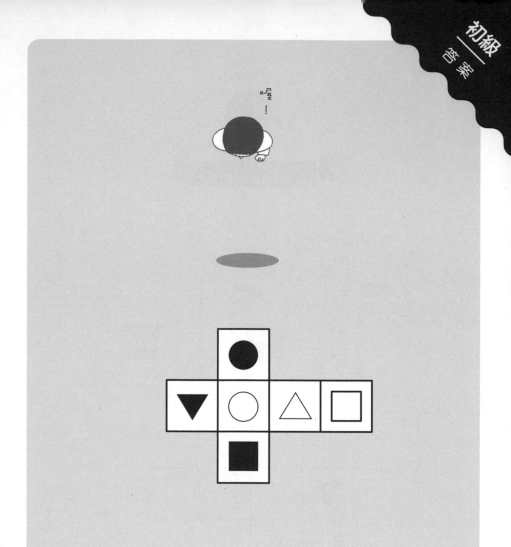

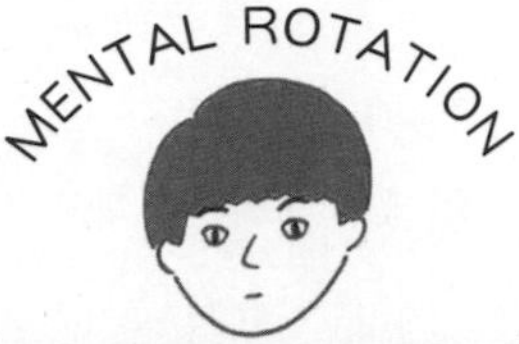

展開圖

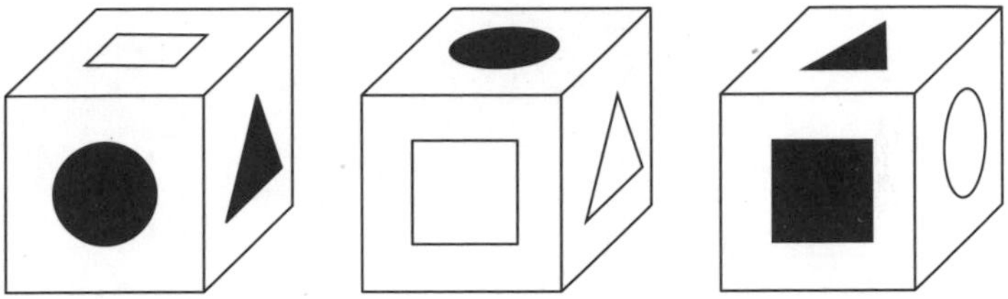

展開圖

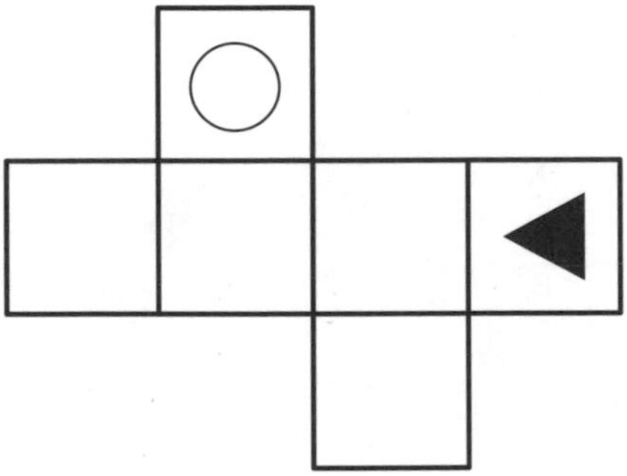

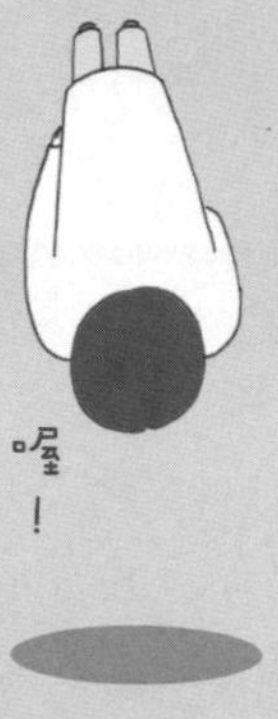
喔！

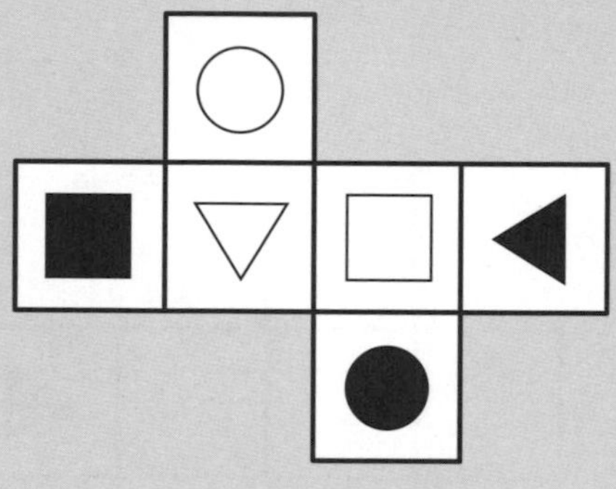

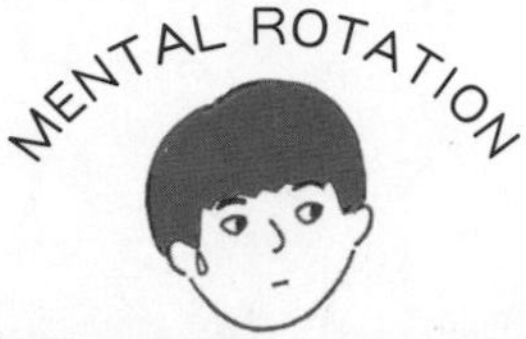

展開圖

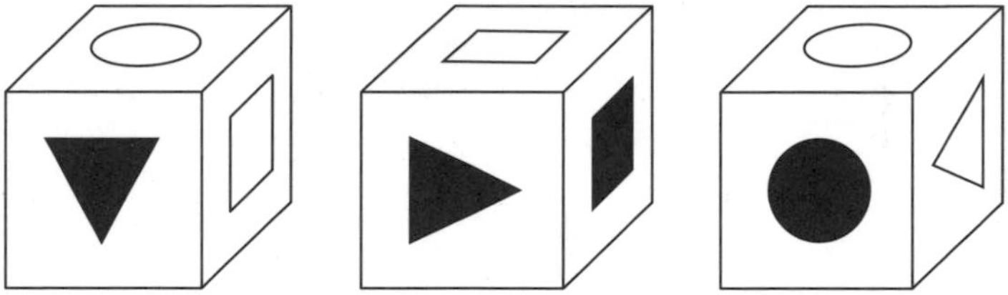

展開圖

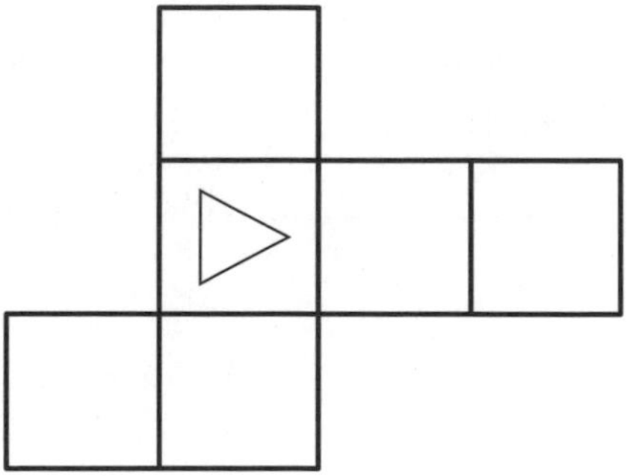

正確答案！

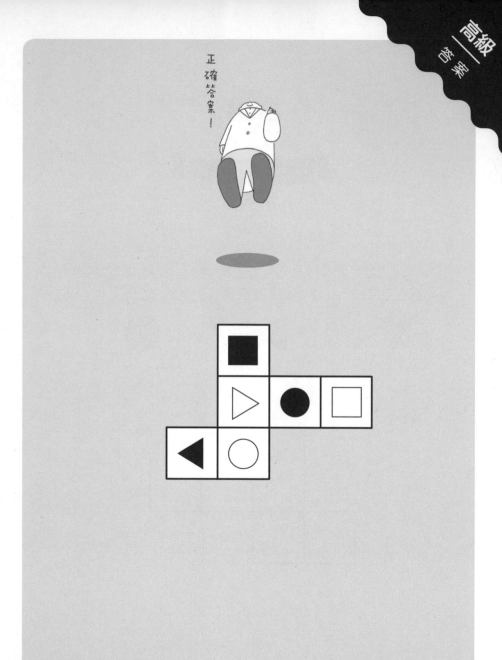

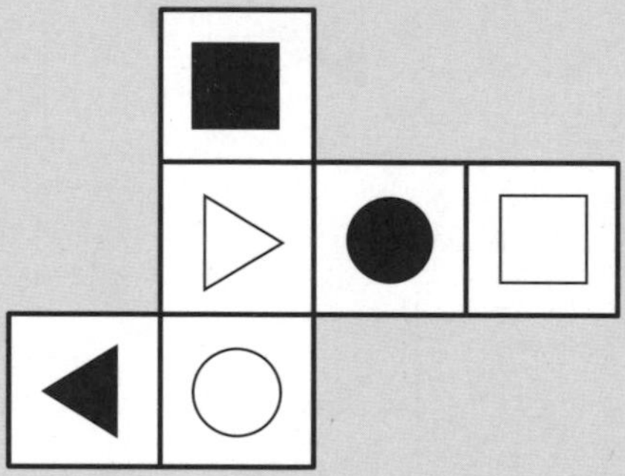

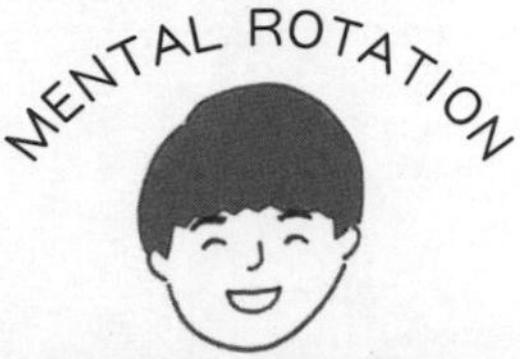

觀察動物

動物排列如圖所示。下面各圖分別是從A～E的哪個方向看到的景象呢？A是從正面看，B是從後面看，C是從左側看，D是從右側看，E是從上面看。

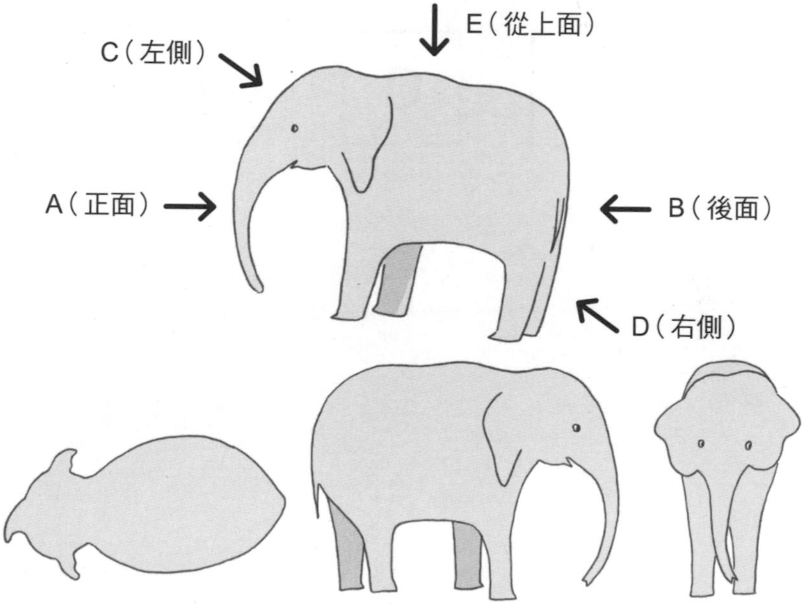

① □　　② □　　③ □

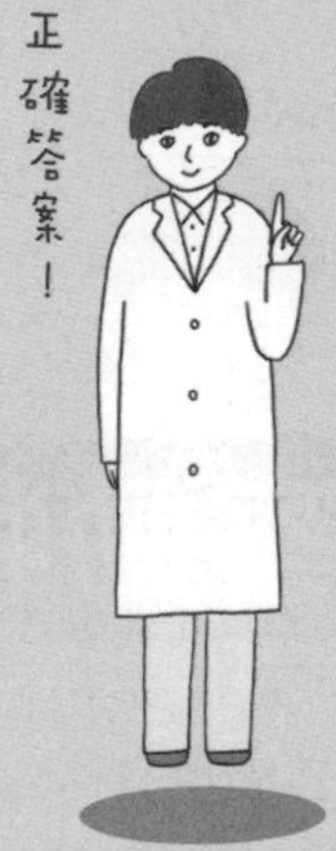

① E ② C ③ A

初級
問題

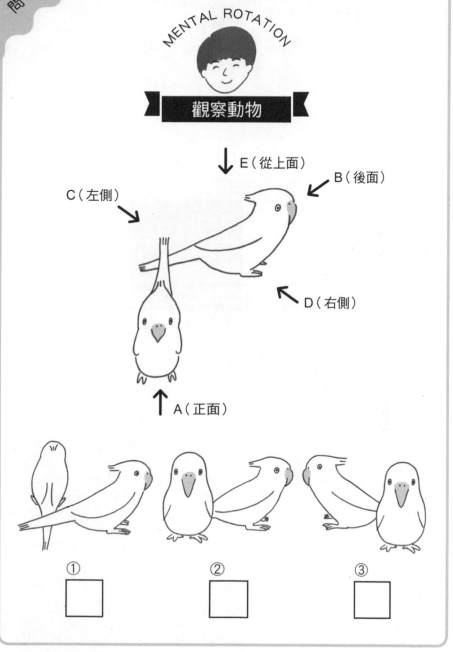

觀察動物

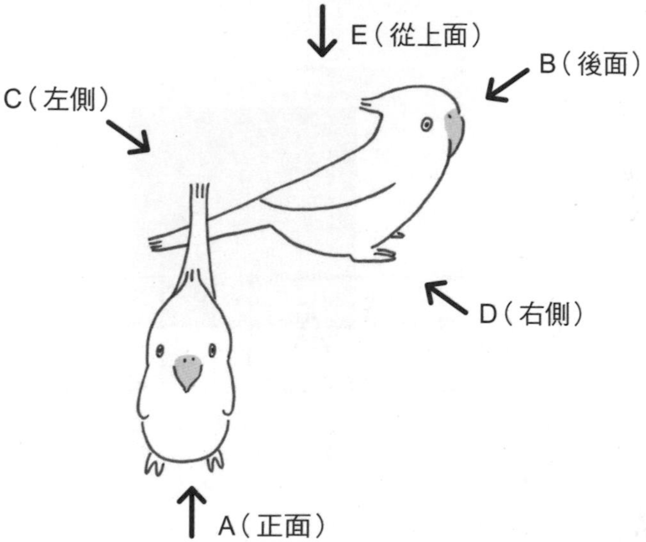

① □　　② □　　③ □

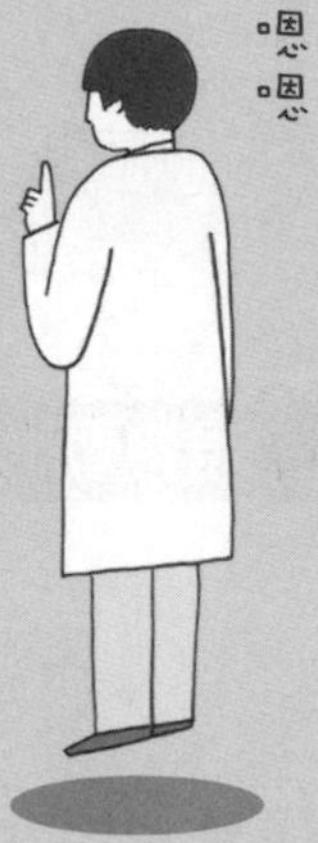

① C ② A ③ D

MENTAL ROTATION

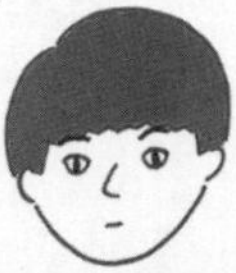

觀察動物

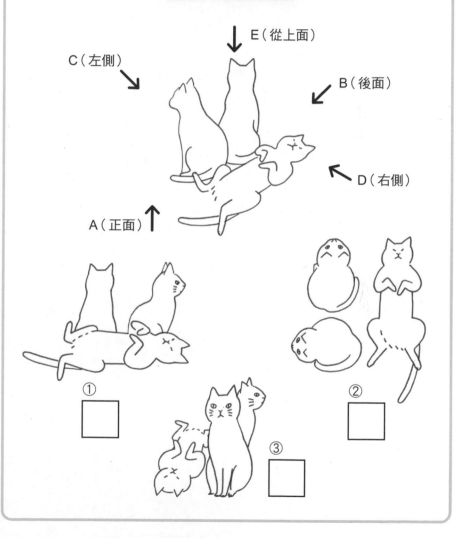

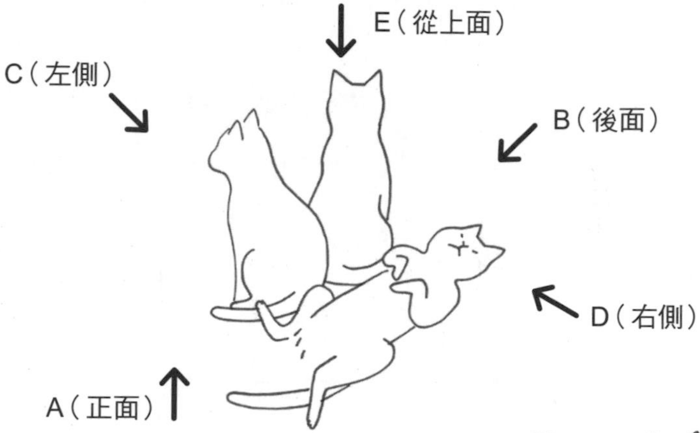

①

②

③

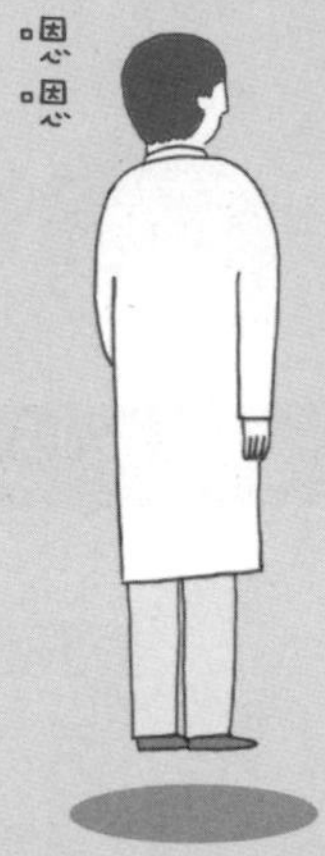

① D ② E ③ B

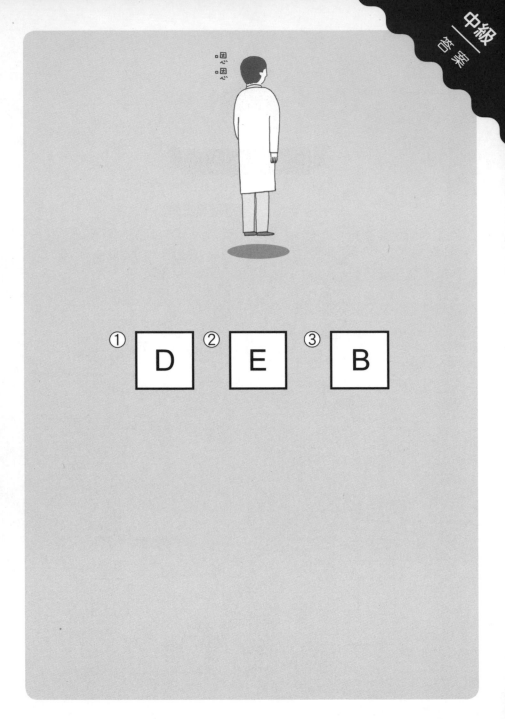

高級 問題

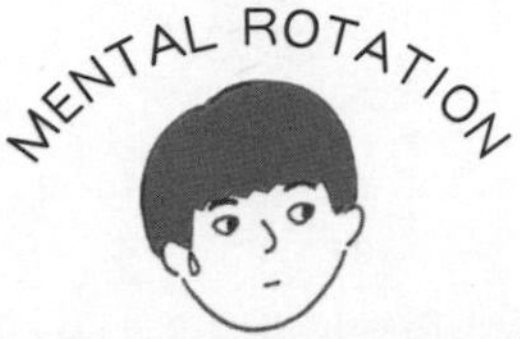

觀察動物

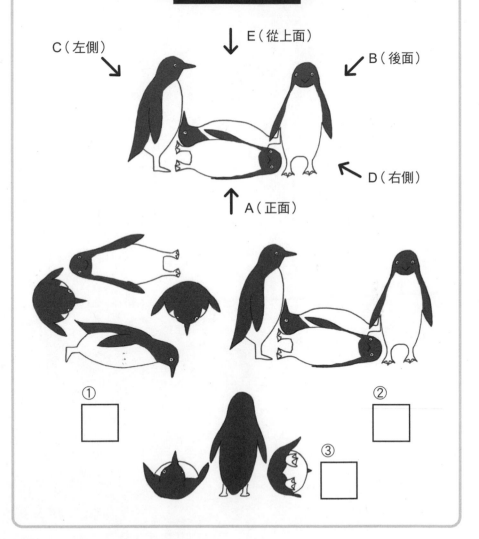

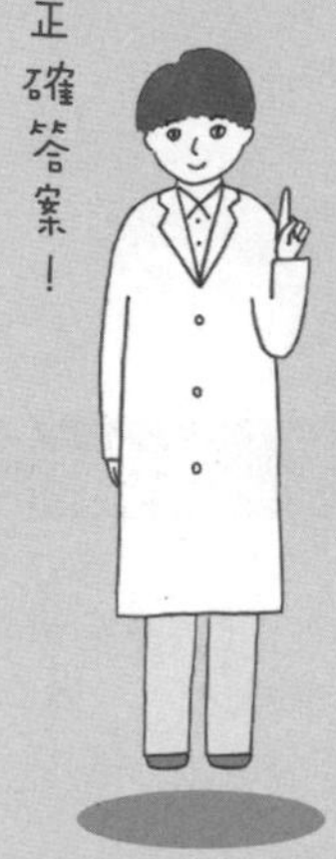

① E ② A ③ C

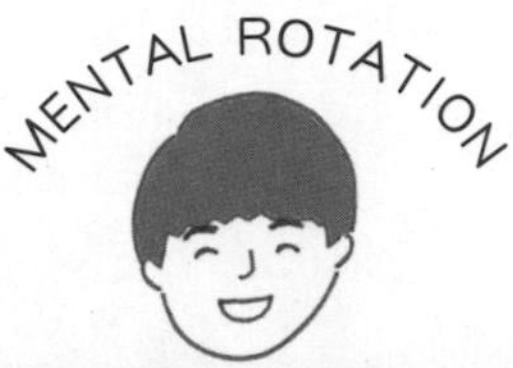

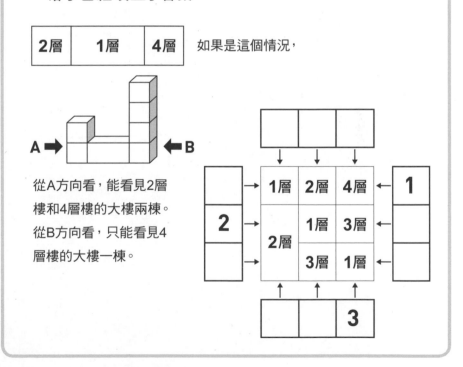

大樓密集區

這是從上面俯瞰不同高度的大樓密集區的圖形。從箭頭方向筆直向前看時，從正面能看到幾棟大樓呢？斜看才能看見的部分不算。請於四邊的空格填入看見的大樓數目。為了讓大家更容易理解，有些格子已經填上了答案。

2層	1層	4層

如果是這個情況，

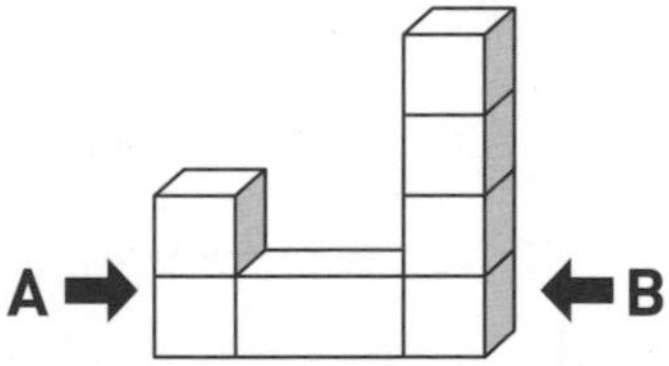

從A方向看，能看見2層樓和4層樓的大樓兩棟。從B方向看，只能看見4層樓的大樓一棟。

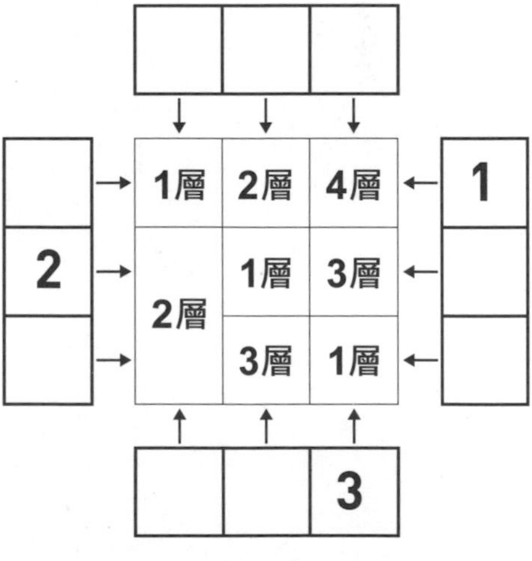

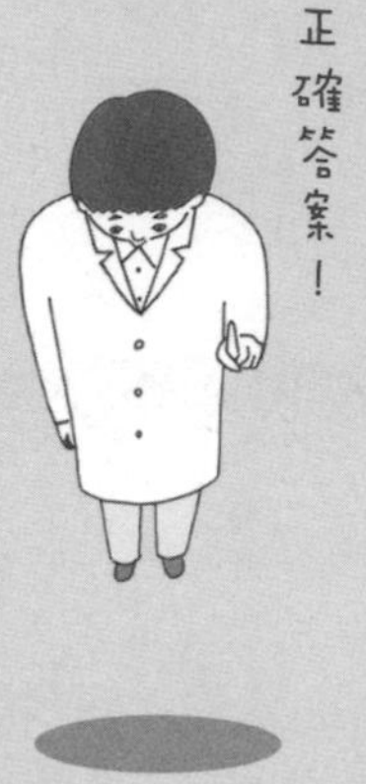

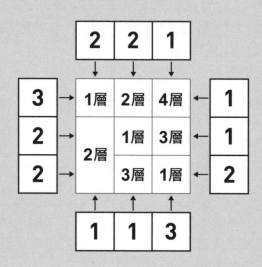

<table>
<tr><td></td><td>2</td><td>2</td><td>1</td><td></td></tr>
<tr><td>3</td><td>1層</td><td>2層</td><td>4層</td><td>1</td></tr>
<tr><td>2</td><td rowspan="2">2層</td><td>1層</td><td>3層</td><td>1</td></tr>
<tr><td>2</td><td>3層</td><td>1層</td><td>2</td></tr>
<tr><td></td><td>1</td><td>1</td><td>3</td><td></td></tr>
</table>

初級
問題

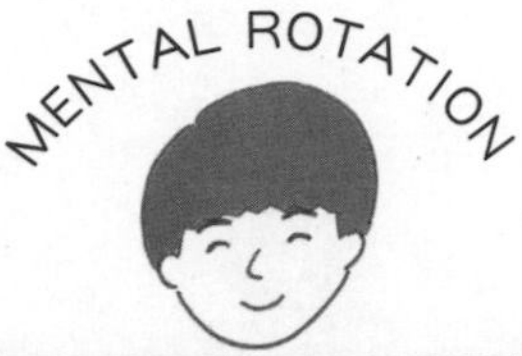

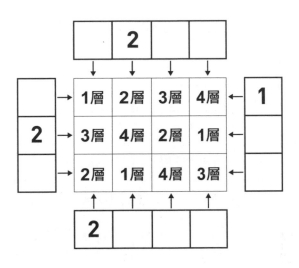

大樓密集區

		2			
	1層	2層	3層	4層	1
2	3層	4層	2層	1層	
	2層	1層	4層	3層	
	2				

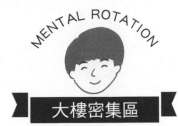

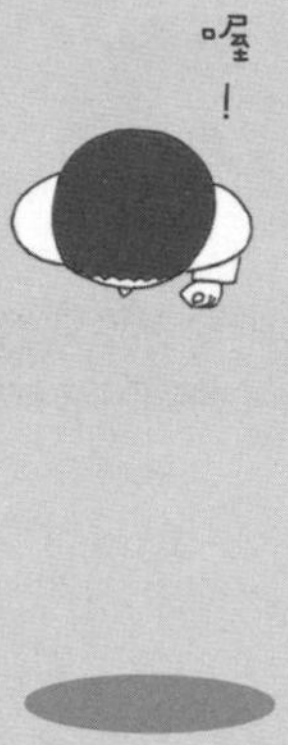

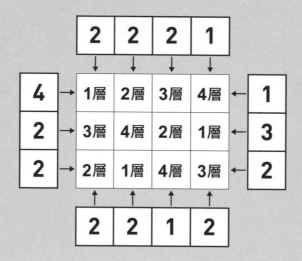

	2 ↓	2 ↓	2 ↓	1 ↓	
4 →	1層	2層	3層	4層	← 1
2 →	3層	4層	2層	1層	← 3
2 →	2層	1層	4層	3層	← 2
	2 ↑	2 ↑	1 ↑	2 ↑	

中級
問題

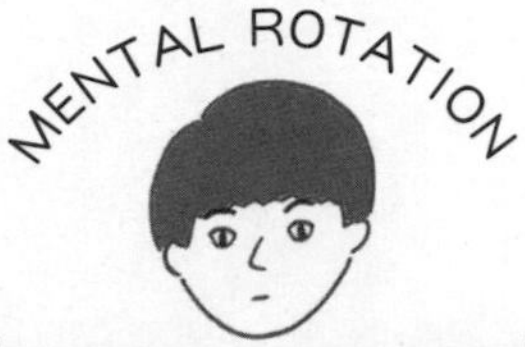

大樓密集區

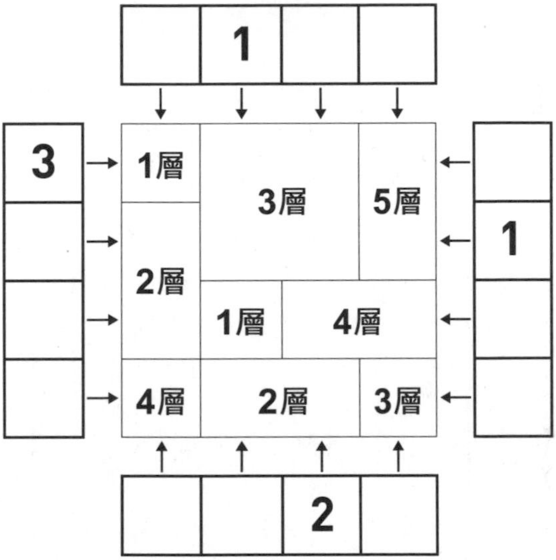

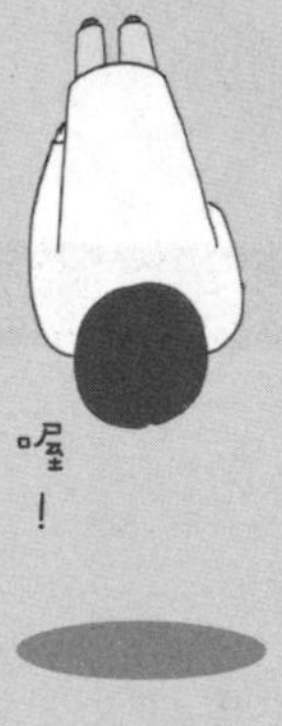
喔！

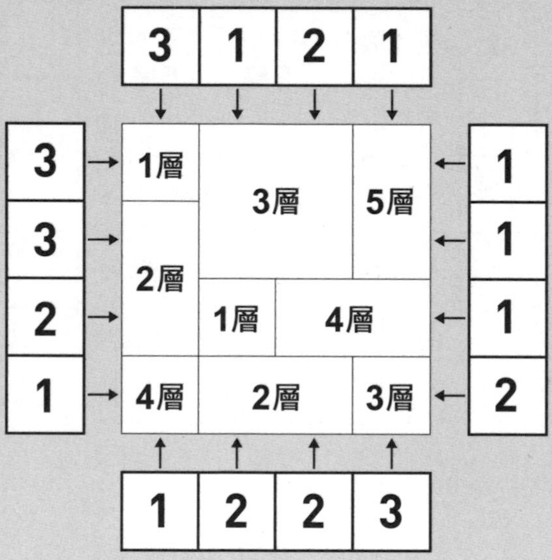
3 1 2 1
3
3
2
1
1層
3層
5層
2層
1層
4層
4層
2層
3層
1
1
1
2
1 2 2 3

高級
問題

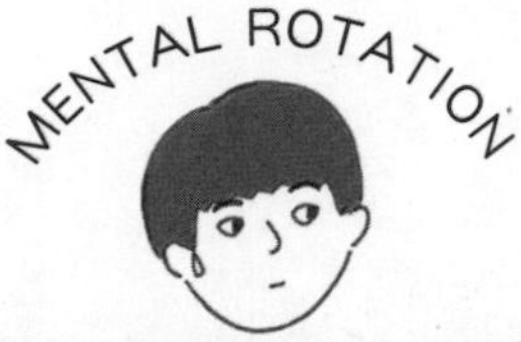

大樓密集區

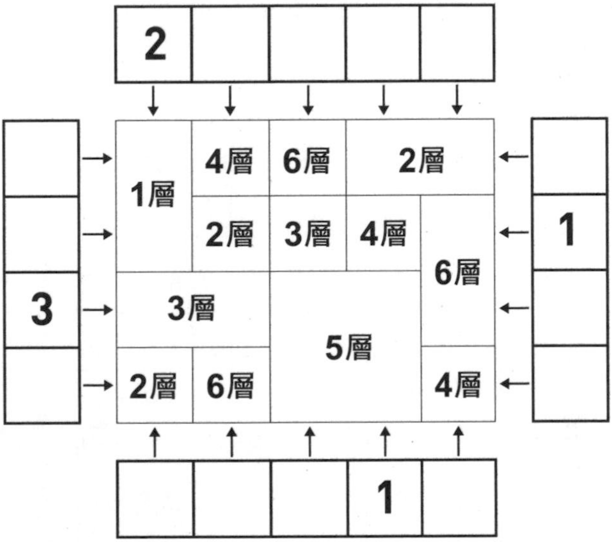

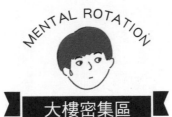

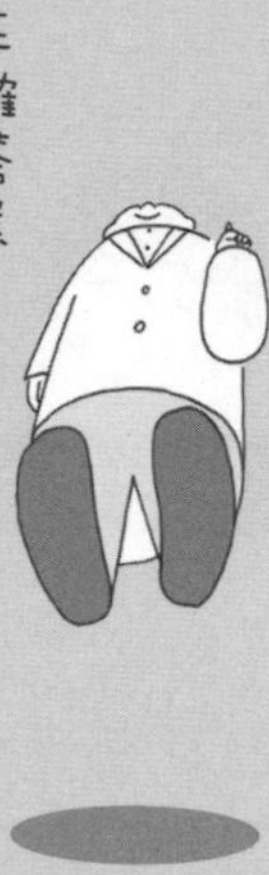

<table>
<tr><td></td><td>2</td><td>2</td><td>1</td><td>3</td><td>2</td><td></td></tr>
<tr><td>3</td><td rowspan="2">1層</td><td>4層</td><td>6層</td><td colspan="2">2層</td><td>2</td></tr>
<tr><td>5</td><td>2層</td><td>3層</td><td>4層</td><td rowspan="2">6層</td><td>1</td></tr>
<tr><td>3</td><td colspan="2">3層</td><td colspan="2" rowspan="2">5層</td><td>1</td></tr>
<tr><td>2</td><td>2層</td><td>6層</td><td>4層</td><td>3</td></tr>
<tr><td></td><td>2</td><td>1</td><td>2</td><td>1</td><td>2</td><td></td></tr>
</table>

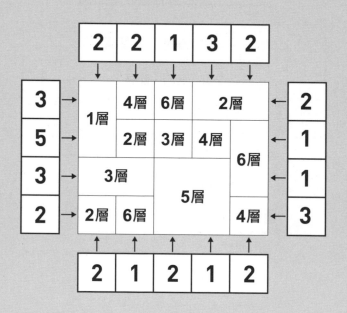

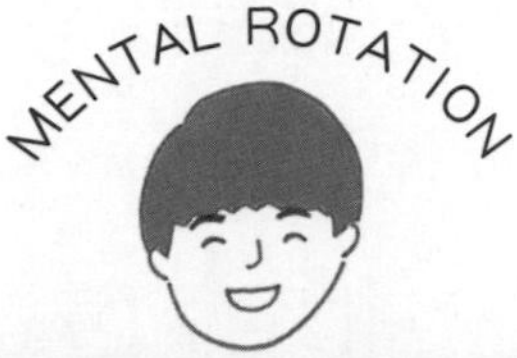

方塊記號

下圖方塊的每一面都寫上了各種記號，現在要變換角度觀察方塊，請問「?」的那一面是哪種記號？

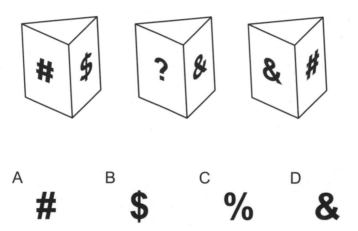

A #　　B $　　C %　　D &

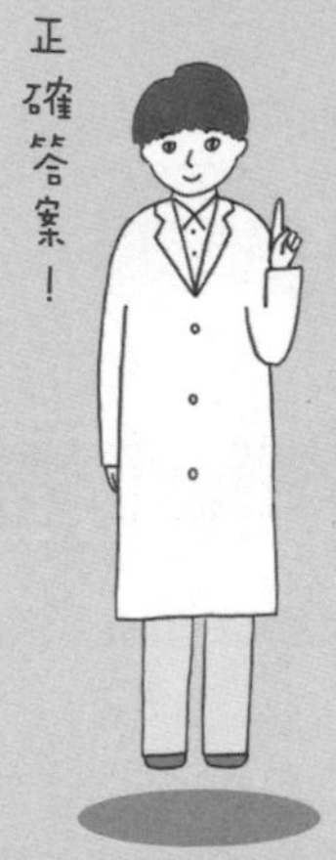

B

MENTAL ROTATION

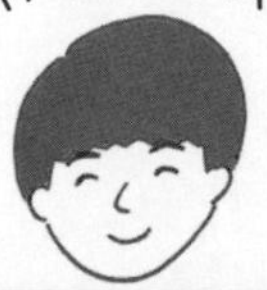

方塊記號

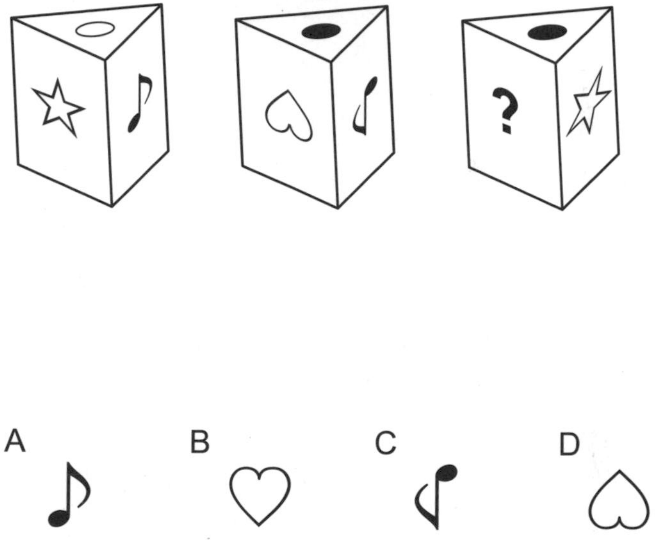

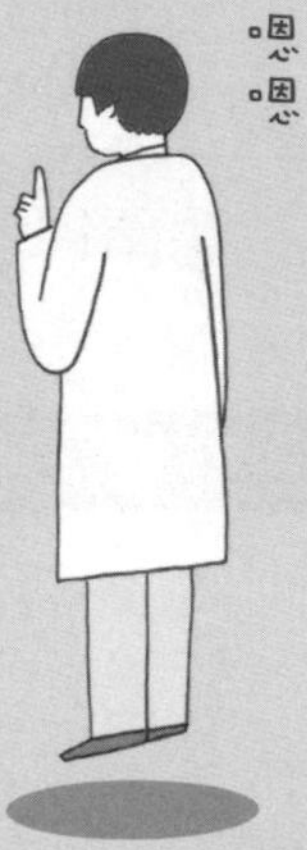

C

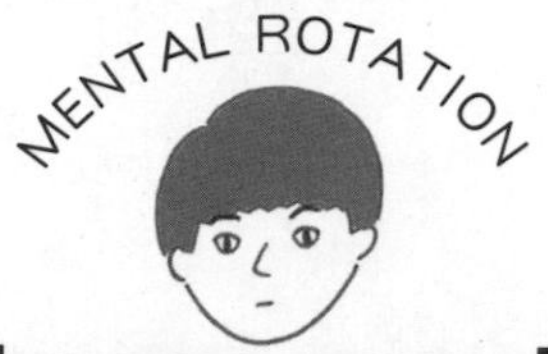

方塊記號

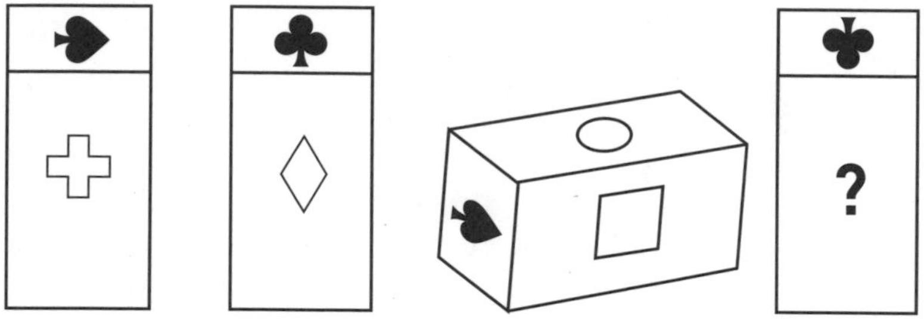

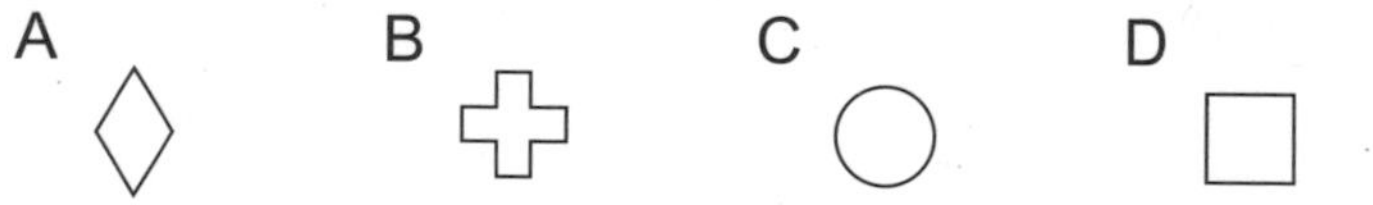

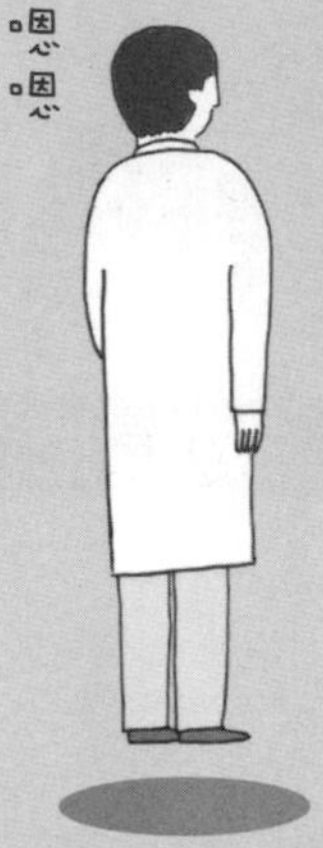

D

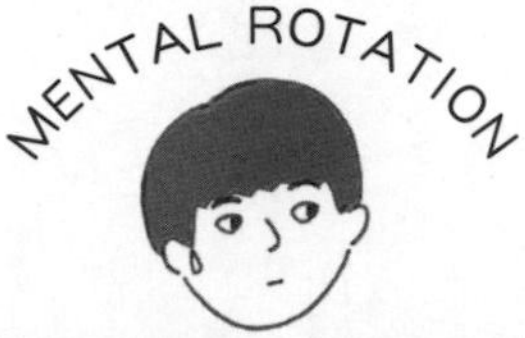

方塊記號

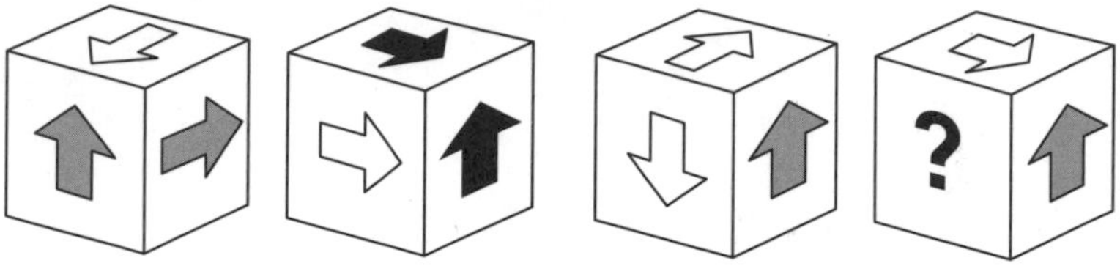

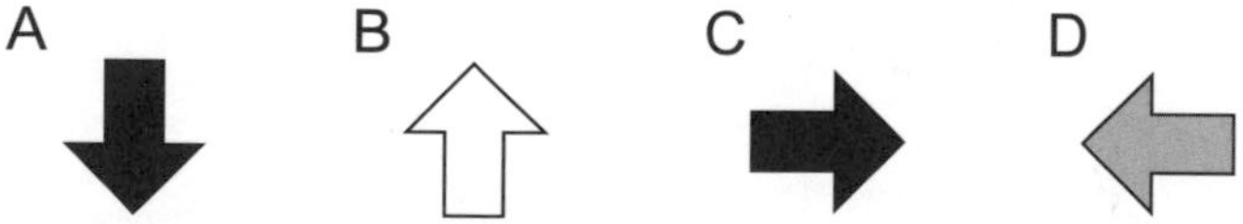

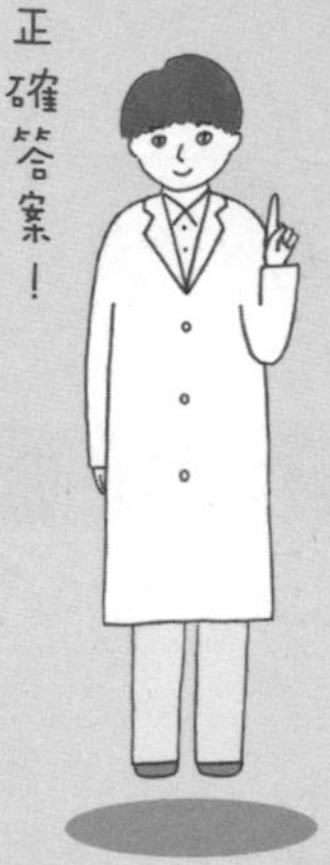

A

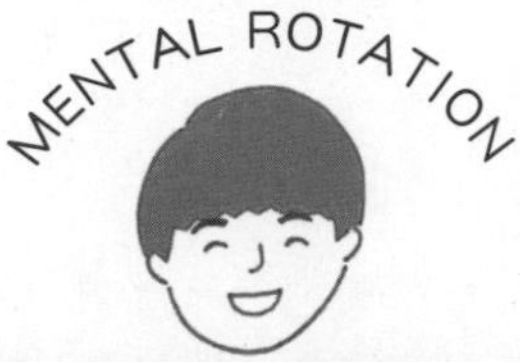

圓柱的配置

廣場裡擺置了好幾個圓柱體。
共有A～D四個側邊，從哪個側邊正中間看的時候，
會是最下面的圖形？

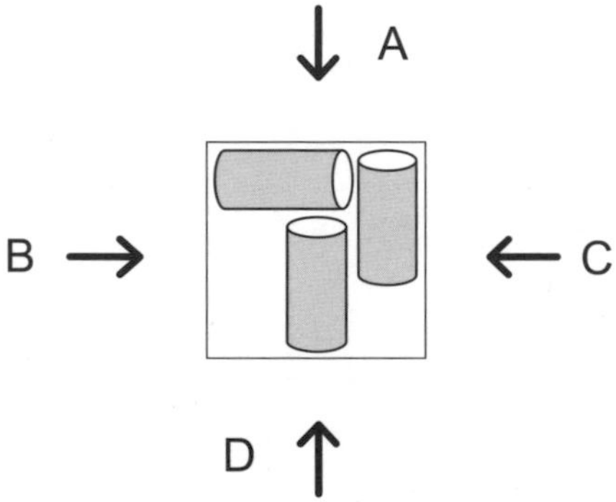

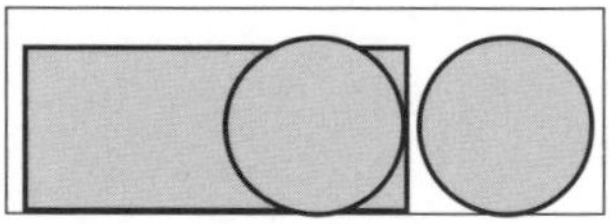

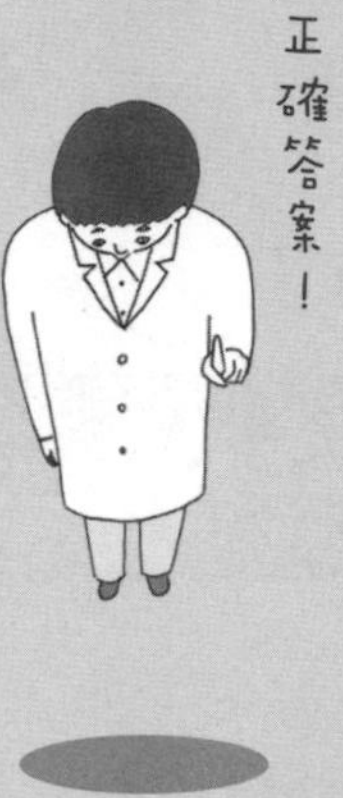

D

初級
問題

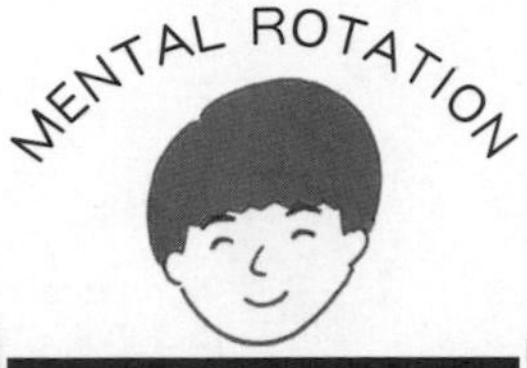

圓柱的配置

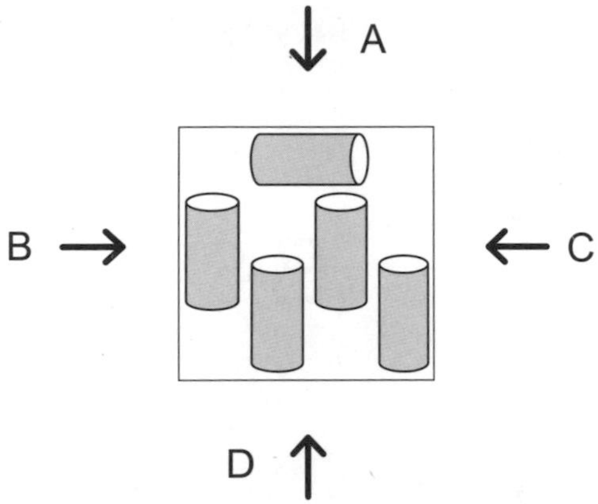

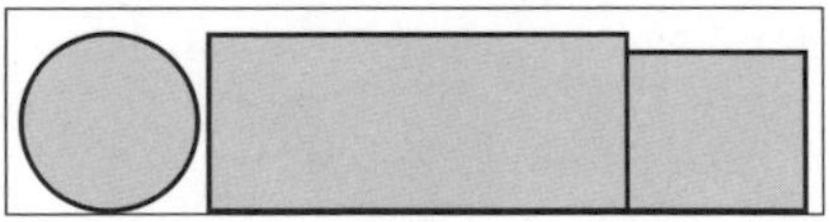

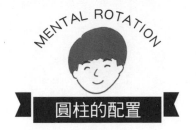

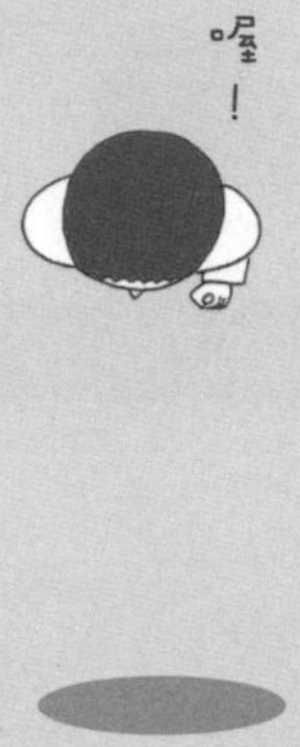

B

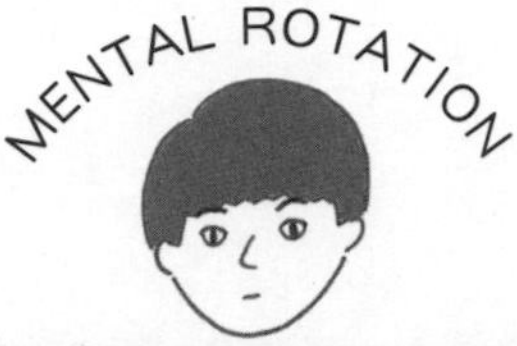

圓柱的配置

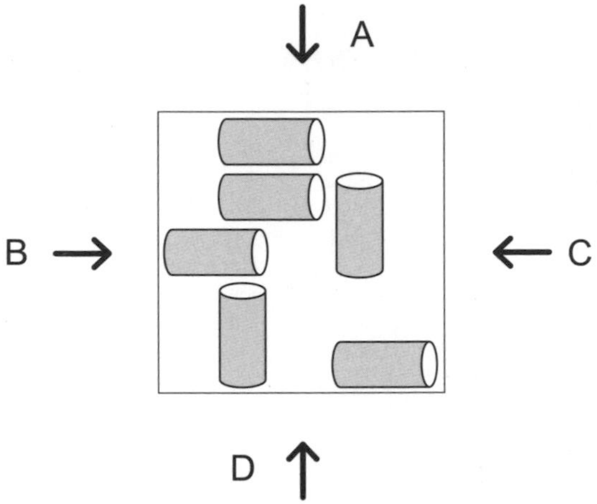

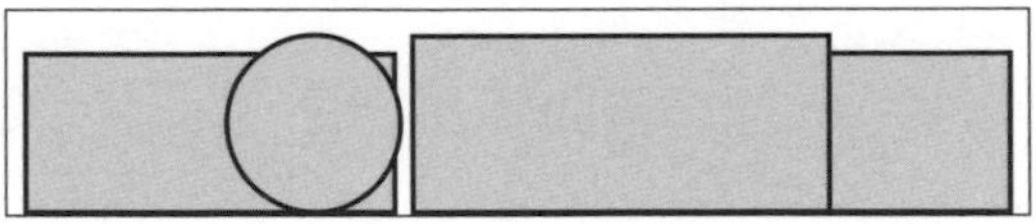

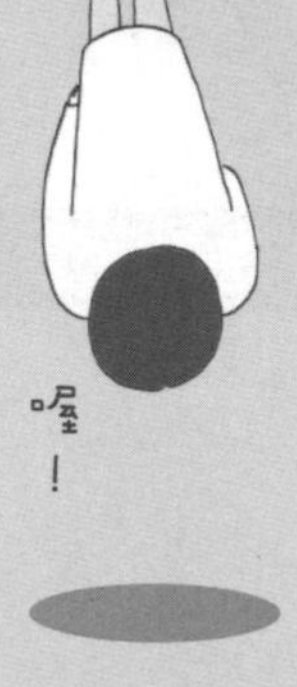

A

高級
問題

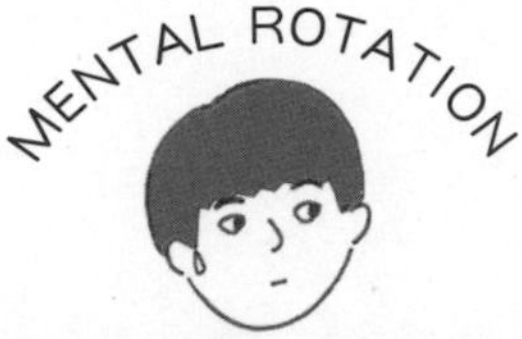

圓柱的配置

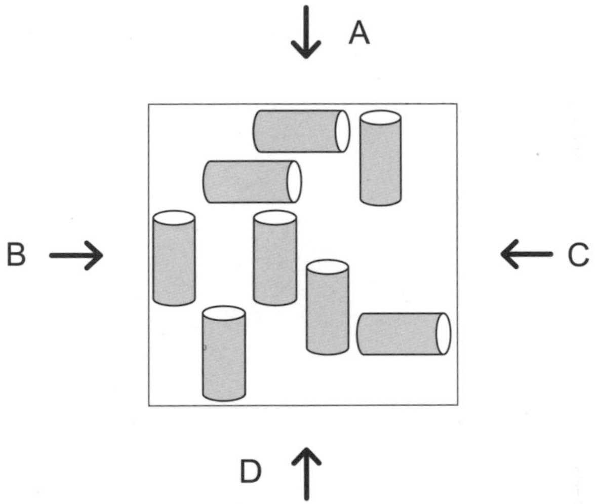

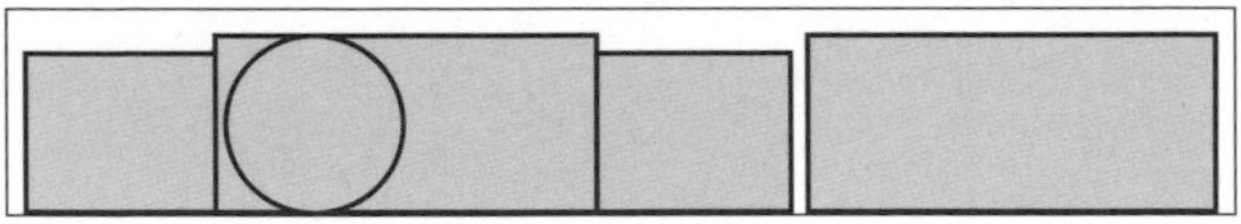

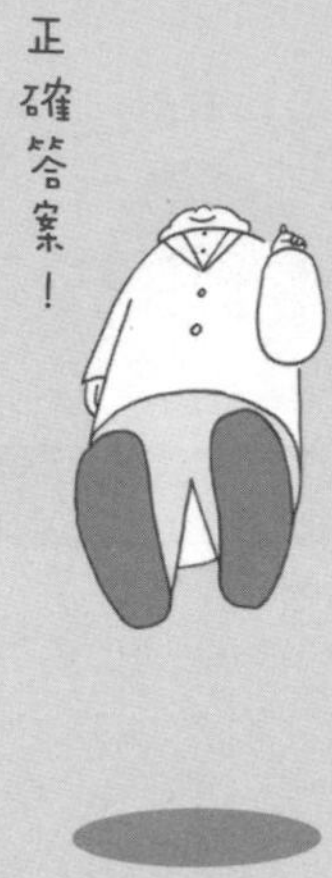

C

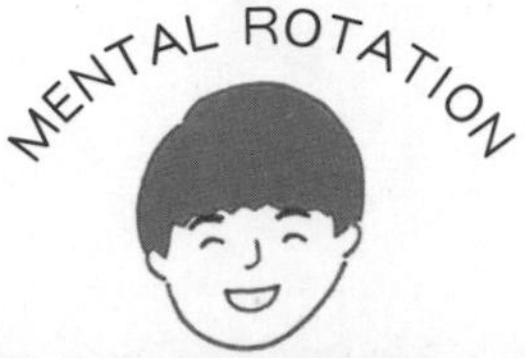

森林裡的動物

下面是呈現森林動物們模樣的插圖。
如果從後面看插圖，會是哪個景象？

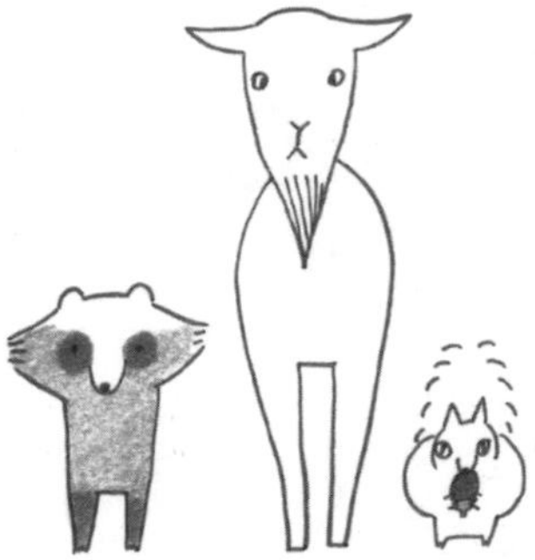

A

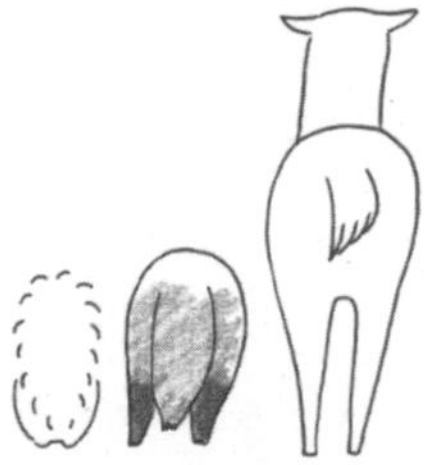

B

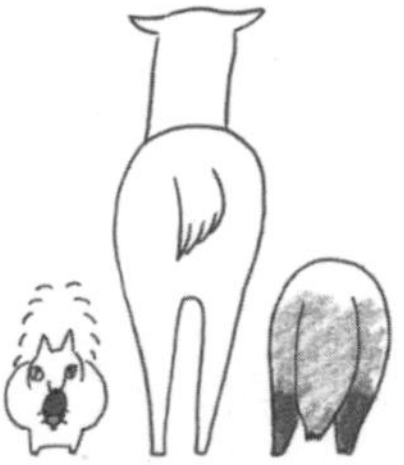

C

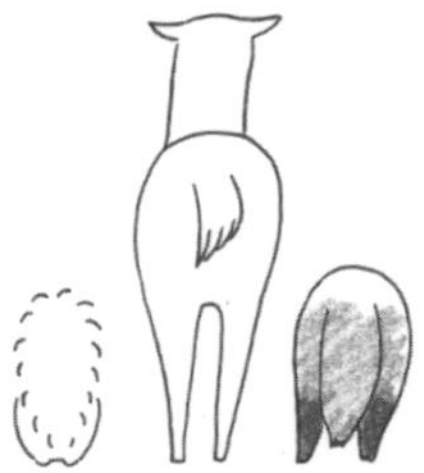

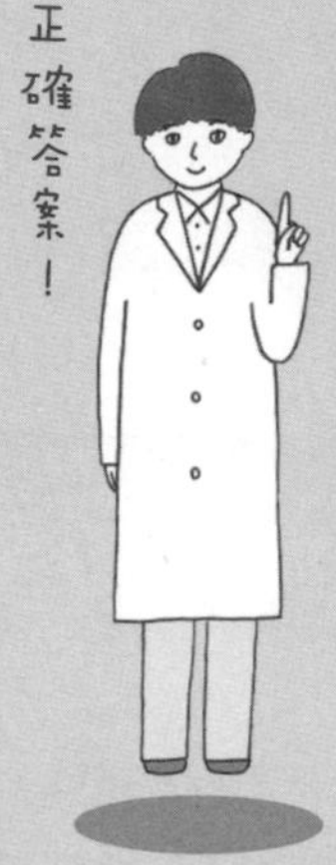

C

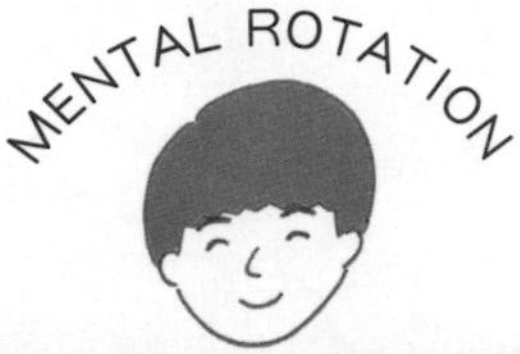

森林裡的動物

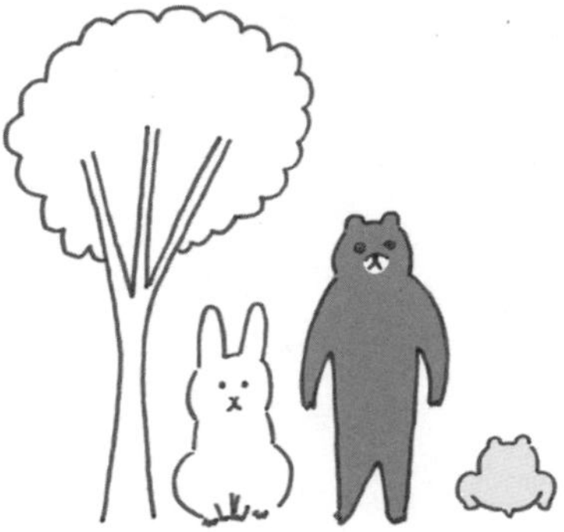

A

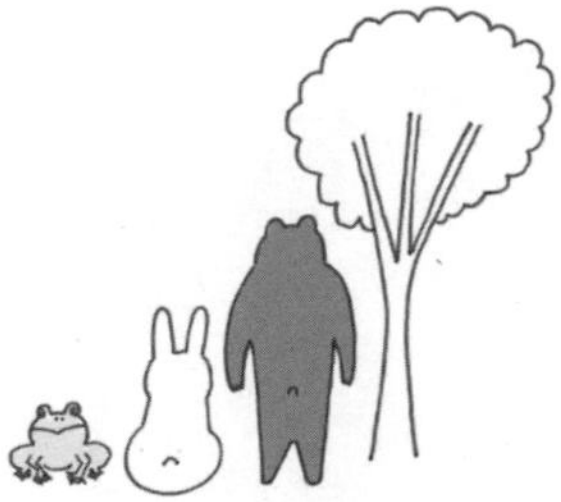

B

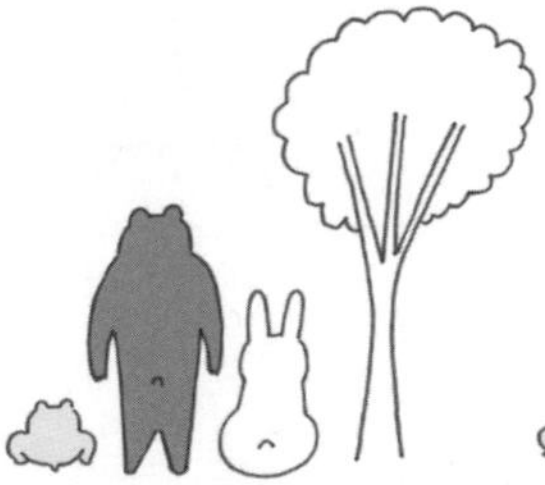

C

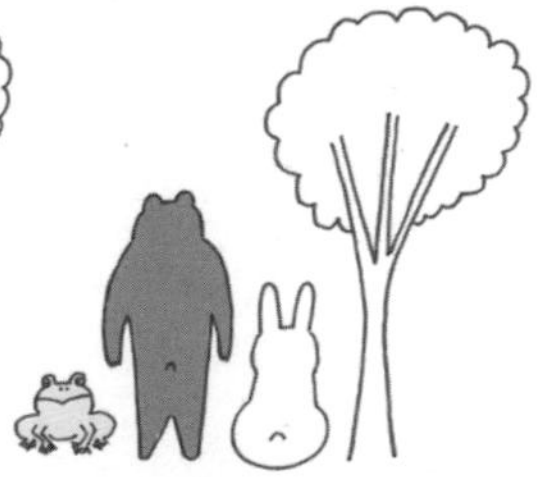

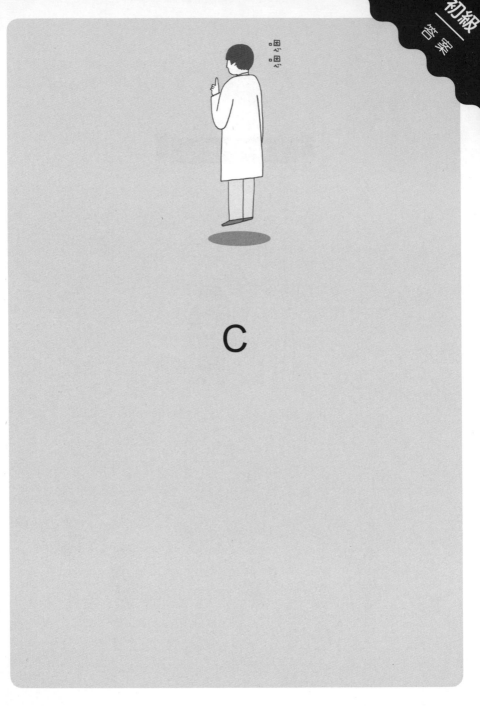

C

中級
問題

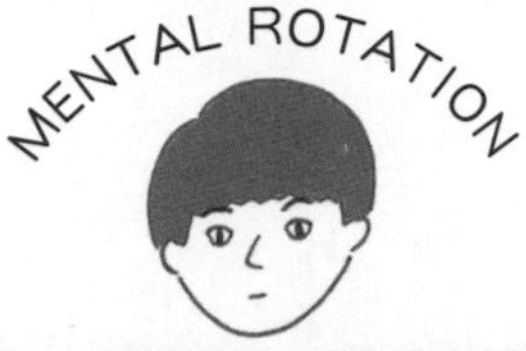

森林裡的動物

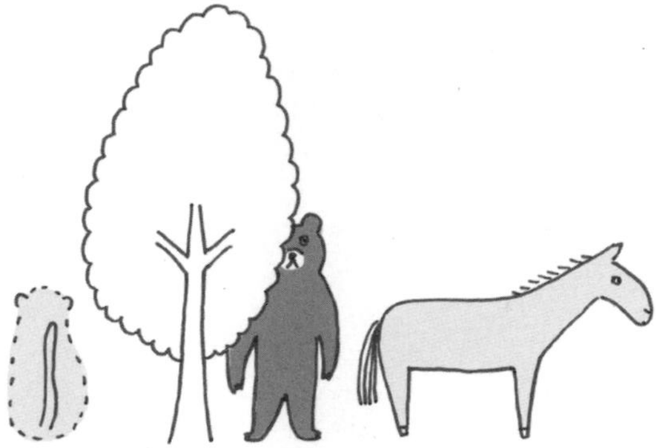

A

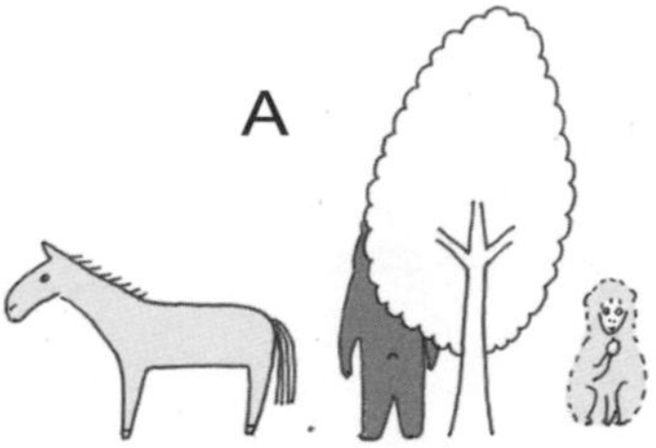

B

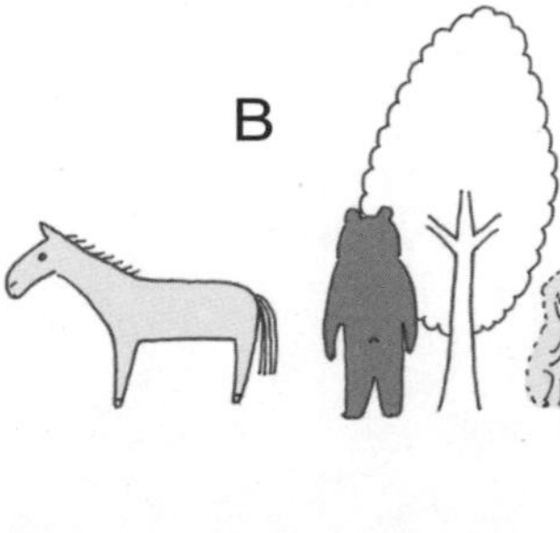

C

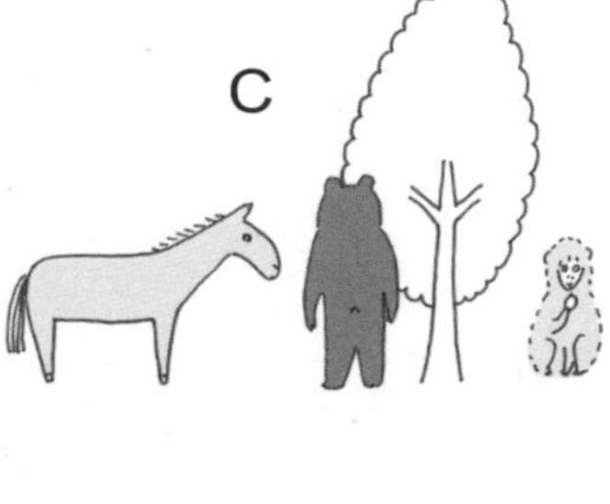

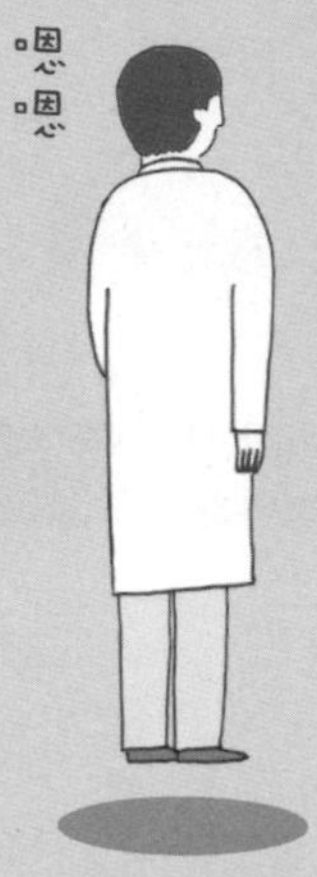

B

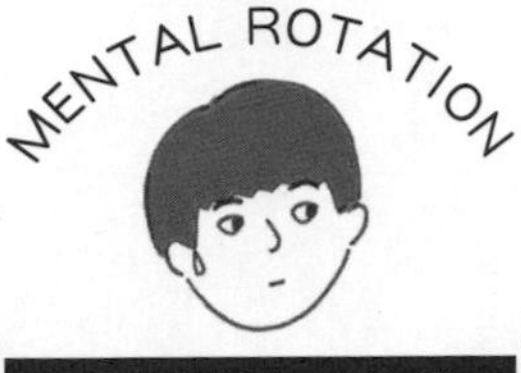

森林裡的動物

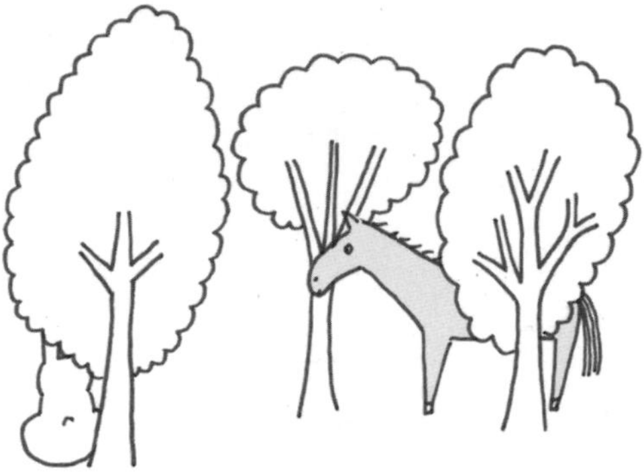

A

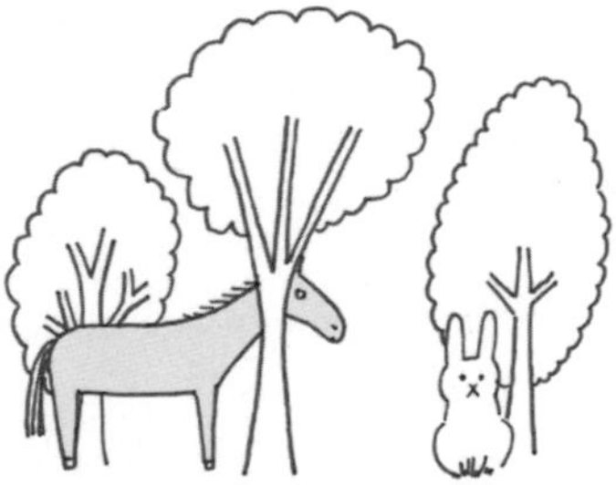

B

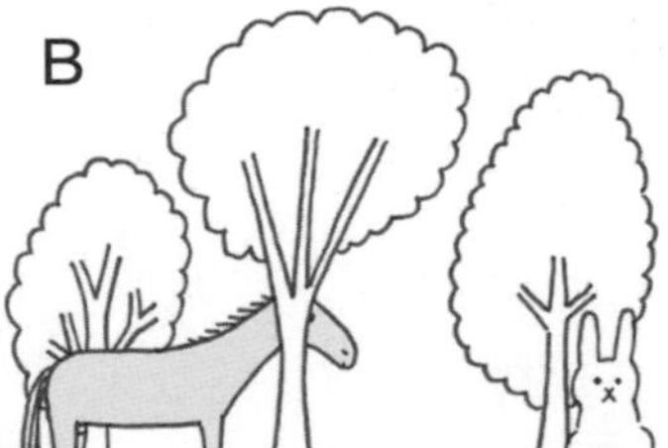

C

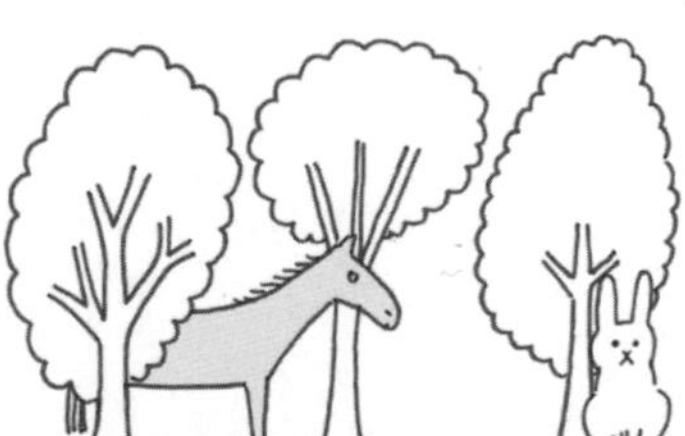

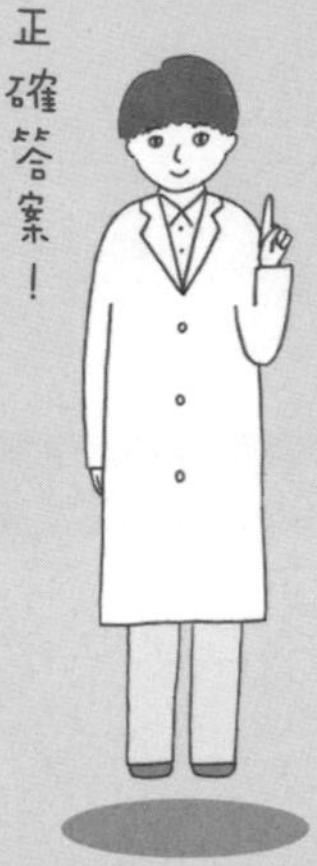

B

謝辭

很罕見地，這本書並非是出版社拜託我撰寫的作品，而是我自己主動向出版社提出「想出版這類書籍」的請求。

當我有了想出版心像旋轉問題集的想法，第一個諮詢對象是一直以來深得我信任的扶桑社山口洋子總編輯。在我寄出第一封諮詢電子郵件後，過了三十三分鐘就得到山口總編輯的肯定回信。這樣快速地回覆對我意義重大。

雖然這麼說，光是製作有趣問題這方面，我不僅沒有充足的經驗，也缺乏這方面的才能。我詳細地向山口小姐說明構想，她馬上引薦現在相當活躍的數獨作家今井洋輔先生給我認識。

彼此問候後，才知道有這樣的巧合：今井先生對於十三年前由我監修的「腦開發研究所 KURUKURU LABO」（KONAMI DIGITAL ENTERTAINMENT）的大腦訓練大型遊戲機台相當瞭解，還是熱愛這個遊戲的玩家，據說在全國玩家排行榜上名列前矛，是位高手。這個大型遊戲機台的名稱中有「KURUKURU」（旋轉的意思）這個名詞，其實就是心像旋轉的意思。與今井先生交談後，馬上認定他就是能將我的想法實體化的最佳人選。

百忙中，今井先生把其他工作擺到一邊，將所有心力投注於本書的製作，幫我完成一二八個題目。對於我提出的任何微小要求，他也是不厭其煩、十分誠懇地回應我的需求。

歷經這些過程完成的這本書，把我從成立「腦開發研究所 KURUKURU LABO」以來一直懷抱的「訓練大腦」目標百分百地呈現了。今井先生是最棒的合夥人，介紹今井先生給我認識的山口小姐更有識人之明。前所未有的好運都降臨在我身上，讓我有機會出版這本高完成度的《提高智能的大腦旋轉練習》，現在回想起來內心依舊激盪不已。

據我所知，市面上專門講述心像旋轉的書籍，在國內只有一本，那就是一九八七年出版的《傾斜圖形之謎》（東京大學出版會），作者是東京大學心理學教授高野陽太郎先生，是為一般大眾所撰寫的一本優秀解說書。可是，不曉得為什麼爾後的三十年裡，都沒有能讓心像旋轉在學術界繼續發光發亮的解說書籍問世。

因此，本書卷頭便言簡意賅地說明了心像旋轉的研究史與意義。相較於之前高野教授的著作，這只能算是入門級的概略而已，為了想知道更多專業知識的人，我在本書卷末列了原作的詳細資料。此外，本書內容的精美插畫，都是由祖父江廣子小姐負責。

最後還有一件事。在其他拙著中曾提及有關心像旋轉的部分，京都大學哲學家青山拓央先生這樣問過我：「池谷先生認為，透過心像旋轉能洞察到他人想法；這是有科學根據的嗎？或只是隱喻呢？」這個問題變成我出版本書的初衷，並讓我對於人類特有的心像旋轉異能發展出更深入的想法。就在我多方及不斷思索的過程，得到了如果想更單純地向人們傳達心像旋轉能力的重要性，就是出版這樣的書的結論。

歷經以上種種，這本我始終堅信能提高人生品質的《提高智能的大腦旋轉練習》終於出版了。對於山口洋子小姐、今井洋輔先生、祖父江廣子小姐、青山拓央先生，以及給與本書許多幫助的各位，在此致上最真誠的謝意。還有，平日照顧我生活起居，總是給予支持鼓勵的家人們，由衷地感謝你們。

二〇一九年春

池谷裕二

24 Johnson, AM. The speed of mental rotation as a function of problem-solving strategies. *Percept Mot Skills*, 71:803-806, 1990.

25 Belanger, HG, Kirkpatrick, LA, Derks, P. The effects of humor on verbal and imaginal problem solving. *Interntl J Humor Res*, 11:21-31, 1998.

26 Douglas, KM, Bilkey, DK. Amusia is associated with deficits in spatial processing. *Nat Neurosci*, 10:915-921, 2007.

27 Tymoczko, D. The geometry of musical chords. *Science*, 313:72-74, 2006.

28 Zatorre, RJ, Krumhansl, CL. Mental models and musical minds. *Science*, 298:2138-2139, 2002.

29 Rusconi, E, Kwan, B, Giordano, BL, Umilta, C, Butterworth, B. Spatial representation of pitch height: the SMARC effect. *Cognition*, 99:113-129, 2006.

30 Klatzky, RL. in *Spatial cognition* 1-17 (Springer, 1998).

31 Xie, J, Cheung, H, Shen, M, Wang, R. Mental Rotation in False Belief Understanding. *Cogn Sci*, 42:1179-1206, 2018.

32 Erle, TM, Topolinski, S. The grounded nature of psychological perspective-taking. *J Pers Soc Psychol*, 112:683-695, 2017.

33 Cohen, MS, Kosslyn, SM, Breiter, HC, DiGirolamo, GJ, Thompson, WL, Anderson, AK, Brookheimer, SY, Rosen, BR, Belliveau, JW. Changes in cortical activity during mental rotation. A mapping study using functional MRI. *Brain*, 119 (Pt 1):89-100, 1996.

34 Gogos, A, Gavrilescu, M, Davison, S, Searle, K, Adams, J, Rossell, SL, Bell, R, Davis, SR, Egan, GF. Greater superior than inferior parietal lobule activation with increasing rotation angle during mental rotation: an fMRI study. *Neuropsychologia*, 48:529-535, 2010.

35 Wolpert, DM, Goodbody, SJ, Husain, M. Maintaining internal representations: the role of the human superior parietal lobe. *Nat Neurosci*, 1:529-533, 1998.

36 Der, G, Batty, GD, Deary, IJ. The association between IQ in adolescence and a range of health outcomes at 40 in the 1979 US National Longitudinal Study of Youth. *Intelligence*, 37:573-580, 2009.

37 Hart, CL, Taylor, MD, Smith, GD, Whalley, LJ, Starr, JM, Hole, DJ, Wilson, V, Deary, IJ. Childhood IQ and all-cause mortality before and after age 65: prospective observational study linking the Scottish Mental Survey 1932 and the Midspan studies. *British journal of health psychology*, 10:153-165, 2005.

38 Linda, S, DEARY, I. Intelligence predicts health and longevity, but why? *Curr Direct Psychol Sci*, 1, 2004.

39 Wiedenbauer, G, Schmid, J, Jansen-Osmann, P. Manual training of mental rotation. *Eur J Cogn Psychol*, 19:17-36, 2007.

40 Tarr, MJ, Pinker, S. Mental rotation and orientation-dependence in shape recognition. *Cognitive psychology*, 21:233-282, 1989.

41 Moreau, D, Clerc, J, Mansy-Dannay, A, Guerrien, A. Enhancing spatial ability through sport practice. Journal of Individual Differences. *J Indiv Diff*, 33:83-88, 2012.

42 Lehmann, J, Jansen, P. The influence of juggling on mental rotation performance in children with spina bifida. *Brain and cognition*, 80:223-229, 2012.

43 De Lisi, R, Wolford, JL. Improving children's mental rotation accuracy with computer game playing. *The Journal of genetic psychology*, 163:272-282, 2002.

44 Hawes, Z, Moss, J., Caswell, B., & Poliszczuk, D. (). . Effects of mental rotation training on children's spatial and mathematics performance: A randomized controlled study. *Trend Neurosci Edu*, 4:60-68, 2015.

45 Hegarty, M, Waller, D. A dissociation between mental rotation and perspective-taking spatial abilities. *I ntelligence*, 32:175-191, 2004.

參考文獻

1 Kaufman, AS. *IQ testing 101*. (Springer Pub. Co., 2009).

2 Hunt, E. On the nature of intelligence. *Science*, 219:141-146, 1983.

3 Shepard, RN, Metzler, J. Mental rotation of three-dimensional objects. Science, 171:701-703,1971.

4 Cooper, LA, Shepard, RN. Chronometric studies of the rotation of mental images. *Visual Information Processin*:75-176, 1973.

5 Masters, MS, Sanders, B. Is the gender difference in mental rotation disappearing? *Behavior genetics*, 23:337-341, 1993.

6 Tapley, SM, Bryden, MP. An investigation of sex differences in spatial ability: mental rotation of threedimensional objects. *Canadian journal of psychology*, 31:122-130, 1977.

7 Jansen-Osmann, P, Heil, M. Suitable stimuli to obtain (no) gender differences in the speed of cognitive processes involved in mental rotation. *Brain and cognition*, 64:217-227, 2007.

8 Moe, A. Gender difference does not mean genetic difference: Externalizing improves performance in mental rotation. *Learn Individ Diff*, 22:20-24, 2012.

9 Parsons, TD, Larson, P, Kratz, K, Thiebaux, M, Bluestein, B, Buckwalter, JG, Rizzo, AA. Sex differences in mental rotation and spatial rotation in a virtual environment. *Neuropsychologia*, 42:555-562, 2004.

10 Moore, DS, Johnson, SP. Mental Rotation of Dynamic, Three-Dimensional Stimuli by 3-Month-Old Infants. Infancy : *the official journal of the International Society on Infant Studies*, 16:435-445, 2011.

11 Georgopoulos, AP, Lurito, JT, Petrides, M, Schwartz, AB, Massey, JT. Mental rotation of the neuronal population vector. *Science*, 243:234-236, 1989.

12 Mauck, B, Dehnhardt, G. Mental rotation in a California sea lion (Zalophus californianus). *J Exp Biol*, 200:1309-1316, 1997.

13 Hollard, VD, Delius, JD. Rotational invariance in visual pattern recognition by pigeons and humans. *Science*, 218:804-806, 1982.

14 Kessler, K, Rutherford, H. The Two Forms of Visuo-Spatial Perspective Taking are Differently Embodied and Subserve Different Spatial Prepositions. *Frontiers in psychology*, 1:213, 2010.

15 Verburgh, L, Scherder, EJ, van Lange, PA, Oosterlaan, J. Executive functioning in highly talented soccer players. *PLoS One*, 9:e91254, 2014.

16 Sakamoto, S, Takeuchi, H, Ihara, N, Ligao, B, Suzukawa, K. Possible requirement of executive functions for high performance in soccer. *PLoS One*, 13:e0201871, 2018.

17 Jackson, SA. Toward a conceptual understanding of the flow experience in elite athletes. *Research quarterly for exercise and sport*, 67:76-90, 1996.

18 Ozel, S, Larue, J, Molinaro, C. Relation between sport activity and mental rotation: comparison of three groups of subjects. *Percept Mot Skills*, 95:1141-1154, 2002.

19 Jansen, P, Lehmann, J. Mental rotation performance in soccer players and gymnasts in an object-based mental rotation task. *Advances in cognitive psychology*, 9:92-98, 2013.

20 Moreau, D, Mansy-Dannay, A., Clerc, J., & Guerrien, A. (). . . Spatial ability and motor performance: assessing mental rotation processes in elite and novice athletes. *Interntl J Sport Psychol*, 42:525-547, 2011.

21 De Bono, E. *New think: The use of lateral thinking in the generation of new ideas*. (Avon Books,1968).

22 Karadi, K, Kallai, J, Kovacs, B. Cognitive subprocesses of mental rotation: why is a good rotator better than a poor one? *Percept Mot Skills*, 93:333-337, 2001.

23 Thompson, JM, Nuerk, HC, Moeller, K, Cohen Kadosh, R. The link between mental rotation ability and basic numerical representations. *Acta psychologica*, 144:324-331, 2013.

國家圖書館出版品預行編目資料

提高智能的大腦旋轉練習：從孩童、成人到銀髮族都可運用的心像旋轉訓練書 / 池谷裕二 著　黃瓊仙 譯. -- 初版. -- 臺北市：三采文化, 2020.07　-- 面；公分. --（Mind Map：210）

ISBN 978-957-658-387-2（平裝）

suncolor
三采文化集團

Mind Map 210

提高智能的大腦旋轉練習

作者｜池谷裕二　譯者｜黃瓊仙

副總編輯｜郭玫禎　執行編輯｜張立雯　美術主編｜藍秀婷　封面設計｜李蕙雲

內頁排版｜周惠敏　版權經理｜劉契妙　版權選書｜張惠鈞　行銷經理｜張育珊

發行人｜張輝明　總編輯｜曾雅青　發行所｜三采文化股份有限公司

地址｜台北市內湖區瑞光路 513 巷 33 號 8 樓

傳訊｜TEL:8797-1234　FAX:8797-1688　網址｜www.suncolor.com.tw

郵政劃撥｜帳號：14319060　戶名：三采文化股份有限公司

本版發行｜2020 年 7 月 31 日　定價｜NT$360

Mental Rotation "Kaitennou"wo tsukuru
© Yuji Ikegaya 2019 All rights reserved
Original Japanese edition published by FUSOSHA Publishing Inc.
Chinese (in traditional characters only) translation rights arranged with FUSOSHA Publishing Inc. through Digital Catapult Inc., Tokyo.

著作權所有，本圖文非經同意不得轉載。如發現書頁有裝訂錯誤或污損事情，請寄至本公司調換。 All rights reserved.
本書所刊載之商品文字或圖片僅為說明輔助之用，非做為商標之使用，原商品商標之智慧財產權為原權利人所有。

suncolor

suncolor